拉鲁斯奇趣大百科

 湖南少年儿童出版社
HUNAN JUVENILE & CHILDREN'S PUBLISHING HOUSE

人体

〔法〕安妮·罗耶 / 文

〔法〕朱利安·阿基塔 / 图

冯文婷 / 译

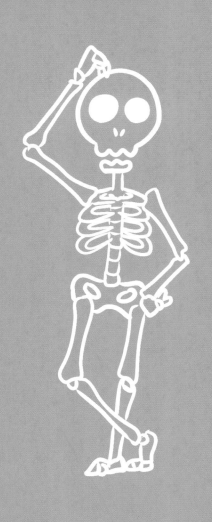

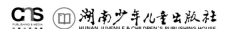 湖南少年儿童出版社
HUNAN JUVENILE & CHILDREN'S PUBLISHING HOUSE

LAROUSSE

目录

难以置信的人体构造

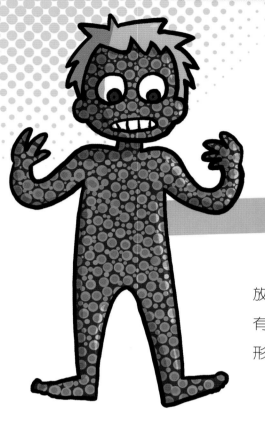

地球上任何高科技的复杂性都无法同人体构造的复杂性相比拟，证据在这儿！

人体构成的基本单位——细胞

人体由无数个细胞构成，由于细胞极小，肉眼无法看到，只能放到显微镜下才能窥见。不同功能的细胞在大小、形态和外观上也有一定的差别。许多形态相似，结构、功能相同的细胞联合在一起形成组织，不同的组织按照一定的次序联合起来构成器官。

细胞的死亡和分裂

每秒钟人体会有5 000 000个细胞死亡，同时也会有新的细胞分裂繁殖，这便是细胞的新陈代谢。

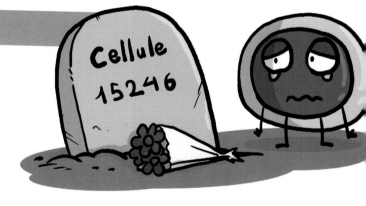

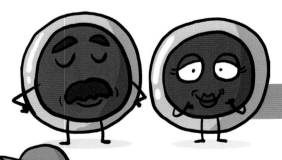

遗传基因——感谢爸妈！

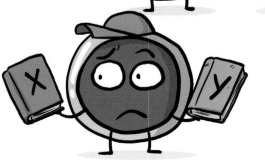

一般来说，每个细胞都有一个细胞核，细胞核中含有父母双方的遗传物质，即DNA，它们分布在46条染色体中，一半来自父方，一半来自母方。遗传物质比较稳定，能够自我复制。

遗传分子DNA

染色体是遗传物质DNA即脱氧核糖核酸的载体，每条染色体只含有一个DNA分子。脱氧核糖核酸是由上百万个相似遗传基因构成的呈现双螺旋结构的聚合物。DNA是每个有机生命体的身份识别物。除了人类，西红柿、细菌、长颈鹿等也拥有遗传分子DNA。

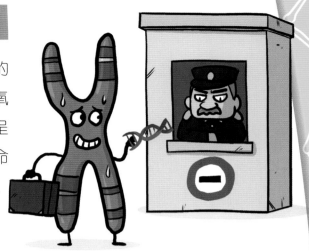

~ 难以置信！~

如果将人体细胞内的所有DNA前后连接成链条，其长度是太阳星系直径的十倍。

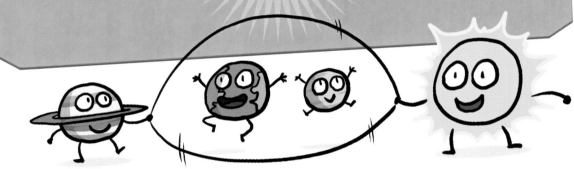

DNA技术在刑侦科技中的应用

因为每个人体内的DNA都拥有独一无二的基因密码。因此，在刑事案件中，警方通过某种方式的DNA测试，便能够识别罪犯。但也存在例外的情况，比如同卵双胞胎。他们出自同一个受精卵，拥有同样的遗传物质和染色体，因此他们的性别也相同，如同一个模子刻出来的，难以分辨。

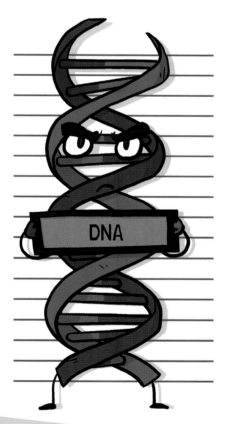

你知道吗？

人的一生中，身体会不停地进行新陈代谢活动。

人体机械学

皮肤
——保护人体的第一道防线

皮肤是包裹在人体表面的最大器官，可以保护体内的组织、器官等不受外界的侵袭，有着无可替代的作用。

人体最重的器官！

皮肤是人体最重的器官，一个成年人皮肤总重量可达5千克，同时也是人体面积最大的器官，一个成年人的皮肤展开面积在2平方米左右。

三层结构

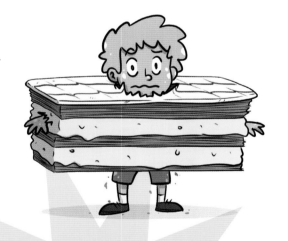

皮肤由表皮、真皮和皮下组织层层叠加构成。表皮位于皮肤的最外层，新陈代谢旺盛。表皮下面是真皮层，它由神经、毛细血管、汗腺、皮脂腺及毛根等组织构成。皮脂腺可分泌皮脂形成脂质膜保护皮肤。真皮的下部是由脂肪小叶构成的，它有防止身体散热、储存能量的功能。

皮肤的天敌——紫外线！

自然环境伤皮肤，罪魁祸首是紫外线。如果皮肤长时间暴露于阳光直射下，且没有任何防护措施，很容易被晒伤，主要表现为皮肤发红，有轻微灼痛感，出现脱皮现象。为防止皮肤被晒伤，需涂抹防晒霜或者尽量穿长袖长裤避免皮肤暴露在阳光下。

白化病患者

白化病是一种家族遗传病。因机体不能产生黑色素，患者头发、皮肤都呈现白色。但由于血管输送血液，患者的眼球则呈现淡粉色。

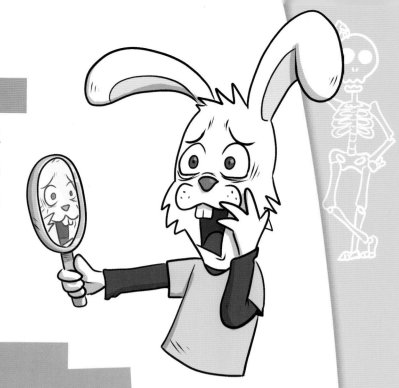

疯狂生长的 指甲和头发！

在人的指甲、毛发以及动物的爪、喙、角、毛发以及羽毛等结构中存在着一种角蛋白，它是一类具有保护功能的纤维状蛋白质。男性头发每三天约生长1毫米，指甲每十天约生长1毫米。

大胡子的 秃子！

胡须比头发长得快，这是雄性激素刺激的结果，长胡子部位的血管分布要比头发根部多，因此养分也容易得到。所以，通常情况下，下巴上胡须越多的人，头发会相对较少。

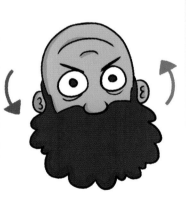

不可思议！

人的一生中，脱掉的死皮可达 **18千克**。

人体机械学

人体骨骼
——紧密相连的复杂构造

人体的骨骼由206块骨连接而成，骨与骨之间通过关节与韧带紧密相连。骨骼作为身体坚硬的器官，起到支撑和保护身体的作用。

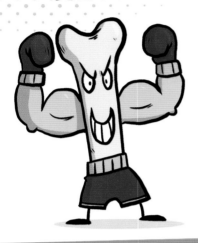

坚硬的骨骼

骨骼跟牙齿是人体最坚硬的两大器官。骨骼表层坚硬耐磨，然而内部构造却像海绵一样呈蜂窝状，也多亏如此，人体骨骼才不会特别沉重。

初生婴儿骨头竟然比成人多了99块！

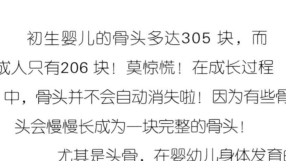

初生婴儿的骨头多达305块，而成人只有206块！莫惊慌！在成长过程中，骨头并不会自动消失啦！因为有些骨头会慢慢长成为一块完整的骨头！

尤其是头骨，在婴幼儿身体发育的头几年，这些小骨头会慢慢长成一块完整的头骨。

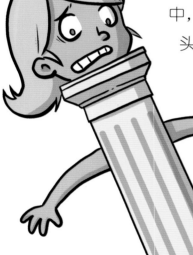

身体的中流砥柱——脊椎骨

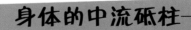

脊椎骨是椎骨的通称，负责支撑整个身体骨骼的重量，一个80千克的成年人骨骼大约重16千克。脊椎骨由26块环状小椎骨构成，中间由柔软、有弹性的软骨组织分隔，因此身体才能自由地摆动。

脊髓和骨髓一样吗？

脊髓和骨髓两者截然不同！脊髓是中枢神经系统的一部分，位于脊椎骨组成的椎管内，呈长圆柱状。它通过发出成对的神经，将大脑发布的指令传达到身体各部位。而骨髓则位于长骨的髓腔以及所有骨松质内，其主要功能为生产造血干细胞。

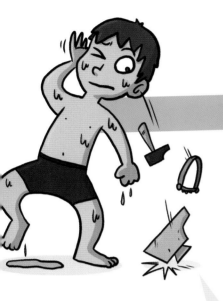

中耳的镫骨、锤骨和砧骨

镫骨是人耳的三个听小骨之一，形状像马镫，是人体内最小的骨骼。镫骨与砧骨相连，而砧骨的另一段与锤骨相连。三者之中，镫骨最小，形状像米粒一样附着于耳蜗的前庭窗，将音波转化为可听的声音。

这些骨头使命艰巨！

骨头起到支撑和保护人体的作用，尤其是人体中比较脆弱的器官，会有一些特殊的骨头来保护。例如，颅骨，负责保护大脑的正常运转；胸腔，保护心脏和肺不受外界侵袭。

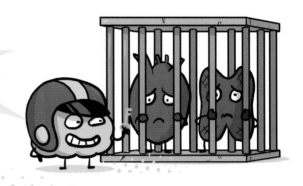

你知道吗？

分布在腕、手、踝、脚部位的骨头数量有100多块，约占人体骨头总数的一半。

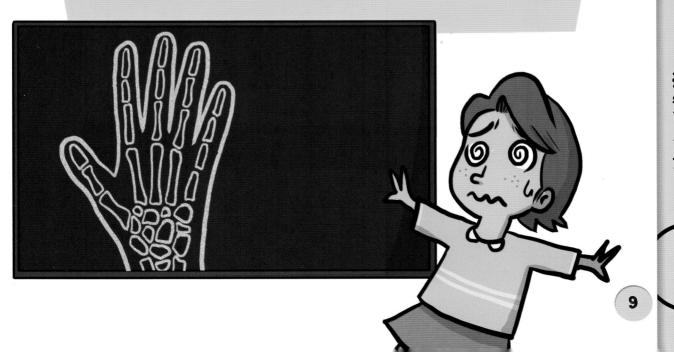

600多块肌肉
构成人体运动系统

人体肌肉总重量约占体重的一半。其主要功能是通过肌肉收缩牵引骨绕关节活动，从而使躯体的相应部位产生运动。肌肉是运动系统的组成部分，但其功能不止如此！让我们来一探究竟！

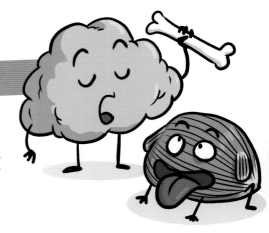

肌肉分类

骨骼肌又称为横纹肌，大多数借肌腱附着在骨骼上，通过结缔组织相互连接。人体大脑发布指令后，通过躯体神经将指令传达给骨骼肌，使骨骼肌进行收缩或舒张运动。例如，我们擦鼻涕的动作，甚至跑100米的行为都是在骨骼肌的收缩或舒张下完成的。

平滑肌能够长时间拉紧和维持张力。这种肌肉不随人的意志收缩，意味着神经系统不会自动控制它们，又称为不随意肌。例如，在消化系统中，平滑肌通过蠕动从而促进食物的消化和排泄，而这些运动，人们一般察觉不到。

心肌只存在于心脏，它最大的特征是富有耐力和坚固，通过固定的收缩规律产生心跳。

骨骼肌
收缩原理

肌肉收缩牵引骨绕关节活动，其作用犹如杠杆原理：人体大脑发布指令后，相关骨骼肌在躯体神经支配下收缩。当肌肉舒张时牵动肌腱，肌腱牵引骨绕关节活动。

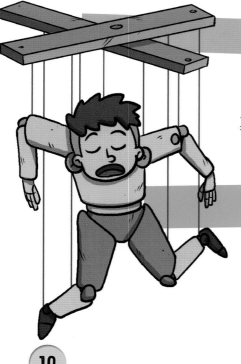

笑口难开！

人的面部包含40多块肌肉，当大脑发布微笑的指令时，其中的17块肌肉须同时工作才能完成微笑的动作。

瞌睡虫！

当我们入睡后，大脑会停止发布指令，这时人体肌肉也会处于松弛状态。此时的我们像一个布娃娃一样安静。

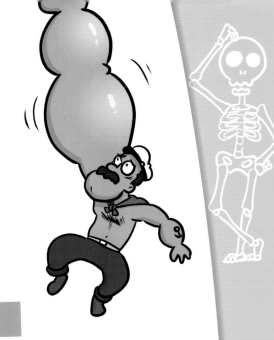

膨胀吧！肌肉！

健身人员或者健美运动员通过遵循一定的健身食谱，并勤加锻炼肌肉，从而达到塑身的效果。一名被称作"埃及大力水手"的健身人员，其肱二头肌臂围达79厘米，比足球还粗，堪称真人版大力水手。

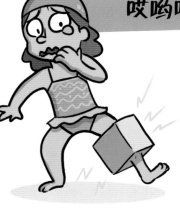

哎哟喂！抽筋了！

突然，小腿肌肉变僵硬，一阵剧烈的疼痛感袭来，此时莫惊慌，这是小腿抽筋了，俗称肌肉痉挛，是一种肌肉强直收缩现象。当我们进行了高强度运动，腿部肌肉处于高度紧张状态下易发生抽筋，当然，身体受凉偶尔也会引起肌肉痉挛。当腿部抽筋时，无须擦拭药物，只需最大程度地放松腿部肌肉直至疼痛感消失为止。

- 肌肉小常识 -

人体最小的肌肉：

镫骨肌，位于人耳中，长度只有1.2毫米。

人体最大和最有力的肌肉：

臀大肌，它从骨盆后面延伸到股的上部。完成站立行走奔跑和上台阶等动作——实际上凡是伸直或伸展腿部时,都必须要运用这块肌肉。

运动速度最快的肌肉：

眼肌，构成眼肌的这几块肌肉平均每秒运动可达五次，是人体中运动速度最快的肌肉。

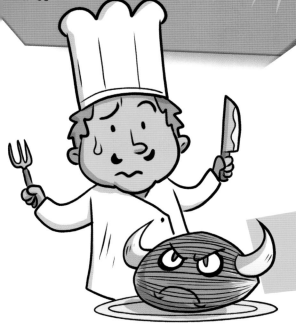

你知道吗？

平时我们吃的牛排是指牛的骨骼肌部位！

人体机械学

(1)

11

吸气 呼气

我们一出生时做的第一件事就是吸气。由于环境的变化，导致胸腔突然扩张，肺部也突然扩张，因而产生吸气运动。呼吸运动会伴随我们的一生，直至死亡。

呼吸交替运动

当肋骨间的肌肉收缩，胸腔会随之扩张，肺便扩张，外界气体就被吸入，这便是吸气运动。当肋骨间的肌肉舒张，胸腔会随之收缩，肺便收缩，于是气体被呼出形成呼气运动。

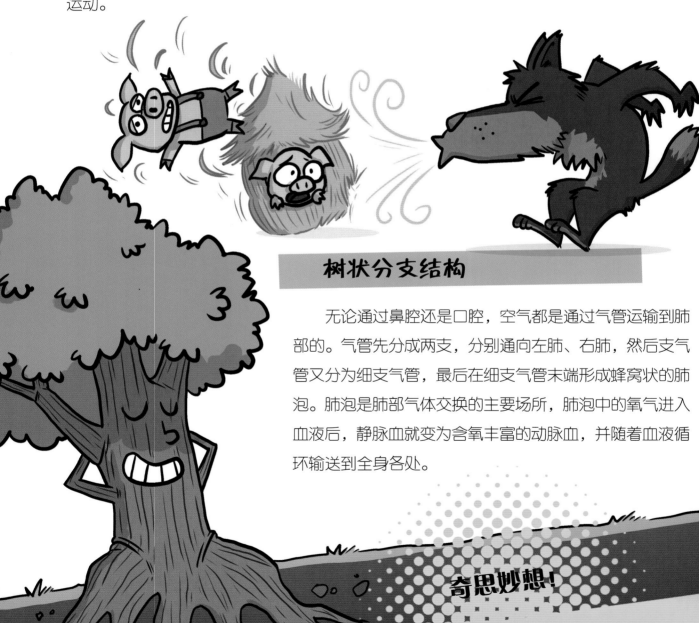

树状分支结构

无论通过鼻腔还是口腔，空气都是通过气管运输到肺部的。气管先分成两支，分别通向左肺、右肺，然后支气管又分为细支气管，最后在细支气管末端形成蜂窝状的肺泡。肺泡是肺部气体交换的主要场所，肺泡中的氧气进入血液后，静脉血就变为含氧丰富的动脉血，并随着血液循环输送到全身各处。

奇思妙想！

成人有3亿多个肺泡，总面积近70平方米，全部展开大约有4个停车位那么大。

排放二氧化碳

肺泡不仅能使氧气进入血液，同时还负责将体内的二氧化碳排出体外。首先，二氧化碳会通过血液循环到达肺部，然后通过肺泡壁进入肺泡，最后通过呼气运动排出体外。

左右肺叶大小不一？

左边的肺叶因靠近心脏相比右边的会小一些。

鼻涕与鼻屎

健康人鼻腔内衬着一层完整的黏膜，黏膜下有黏液腺，会经常分泌水分湿润鼻腔，湿润吸入的空气，这种黏液被称为鼻涕。鼻涕的作用还不止如此，它还是天然过滤器，能够吸附鼻腔吸入的灰尘和微生物，当这些灰尘和黏液混合后就形成了鼻屎。

每天呼吸23 000次！

健康的成年人，每分钟大约呼吸16次，每天大约呼吸23 000次。一个成年人的肺最大可储存6升空气，但我们每次的呼吸运动，都只吸入和呼出半升左右的空气。

打嗝了！

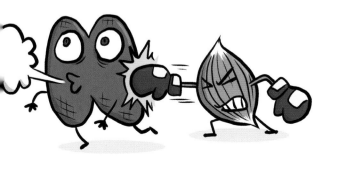

打嗝是很难受的一件事，它是什么原因引起的呢？一般健康人可因吞咽过快、突然吞气或腹内压骤然增高而引起膈肌不由自主地痉挛收缩，将体内令人不舒服的气体排出体外，因此，打嗝是一种常见的生理现象。

吃饭是为了生存

食物中富含的碳水化合物，是维持人体正常运转的必要营养物质。食物进入人体后，体内庞大的消化工厂——消化系统会将其转化为人体生命活动所需的能量。

消化系统

消化道是一条自口腔延至肛门的很长的肌性管道，总长约7米，相当于两层楼的高度。

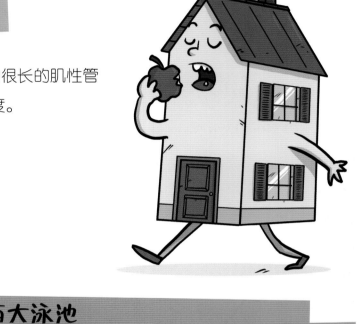

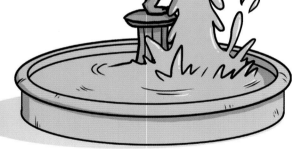

两大泳池的口水！

据估计，人一生能分泌约**24 000升**的唾液，这相当于两大泳池的水量。唾液在消化系统中扮演着重要的角色，当牙齿咀嚼食物时，唾液腺会分泌唾液来促进食物分解、消化，这是消化进程的第一步。

胃

食物经过牙齿咀嚼后会通过食道进入胃。胃里有胃腺分泌的酸性的胃液。胃部的肌肉具有伸缩性，可以根据食物的多少而扩大或缩小。胃不停地收缩和蠕动，使食物与胃液充分混合，变成像糨糊一样的食糜，并到达小肠。

当食物进入胃后，胃会分泌大量的胃液来消化食物。胃液是一种甚至能溶解某些金属的酸性液体。那问题来了，既然胃液酸性值如此高，那胃怎么没被溶解呢？这就要多亏了胃黏液了，胃壁分泌的一种碱性黏液，覆盖在胃黏膜上，形成了天然屏障，可保护胃壁不受胃酸的侵蚀。

6米的小肠

小肠是消化道最长的一段，长约6米。食物在胃中经过3个小时的分解后，会被一点一点地运送到小肠进行再次消化、吸收。食物经过小肠内胰液、胆汁和小肠液的化学性消化及小肠蠕动的机械性消化后，被分解成可被吸收的小分子物质。这些营养物质透过小肠绒毛襞进入血液，最终供给人体的各个细胞。

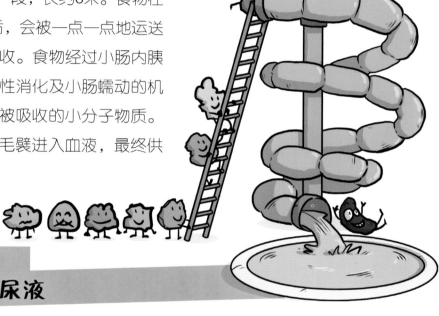

消化的最终产物：粪便和尿液

▶ 那些不能消化的食物残渣会在大肠中停留20几个小时，最终进入直肠形成粪便，通过肛门排出体外。

▶ 血液流经肾脏时，经过肾脏的过滤作用，其中对人体有用的物质会被肾脏重新吸收利用，剩下的水和无机盐、尿素和尿酸等就形成了尿液，最后进入到膀胱，当膀胱承受不住压力后，便将尿液排出体外。

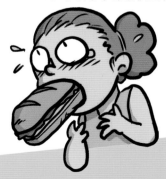

你知道吗？

对于人类来说，吞咽和呼吸是无法同时进行的。事实上，当我们吃东西时，喉咙中有一个阀门会自动关闭气管的入口，避免食物进入到我们的肺中。

血液循环

心脏有节律性的搏动，推动血液在心血管系统中按一定方向循环往复地流动，供给组织细胞氧和营养物质，运走二氧化碳和代谢产物。

血液——

奇特的"鸡尾酒"

血浆是血液的液体成分，为浅黄色半透明液体，血细胞悬浮于其中。血细胞主要包括红细胞、白细胞和血小板。

▶ 正常成年人血液中，红细胞数约占血细胞数的44%。红细胞中含有血红蛋白，当血液流经肺部时，由于肺中的氧分压高，二氧化碳分压低，血红蛋白会与氧气结合，释放二氧化碳。而当血液流经其他器官的组织时，由于该处的二氧化碳分压高，氧分压低，血红蛋白会释放氧气，与二氧化碳结合。因为血红蛋白具有这种性质，所以红细胞能供给全身组织和细胞所需的氧气，带走所产生的部分二氧化碳。

▶ 白细胞中有一种淋巴细胞，能够产生抗体，具有免疫调节功能。

▶ 血液中还存在血小板，它在止血和凝血过程中起重要作用。当身体受伤流血时，血小板会释放与血液凝固有关的物质，形成凝血块止血。

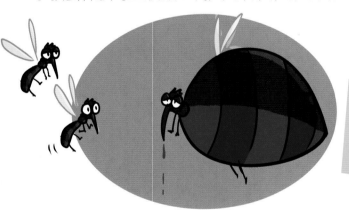

你知道吗？

一个健康成年人体内大约有5升的血液。

10万千米长的血管

血管总长约10万千米，如果全部首尾相接，大概可以绕地球2.5圈或者相当于巴黎与纽约之间来回8趟。

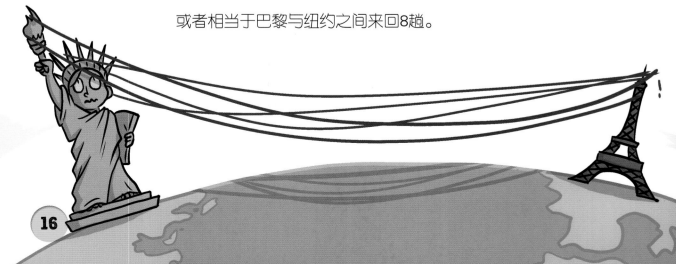

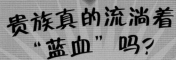

贵族真的流淌着"蓝血"吗？

事实并非如此！在古代的欧洲，农民阶级由于长时间地在田间劳作，皮肤会被晒得黝黑而看不到血管的颜色，而贵族阶级，为了显示自己的血统和门第高贵，会保持白皙的皮肤，以至于呈现的是"蓝色血管"，也就是所谓的青筋会被看得一清二楚。所以，中世纪的欧洲贵族为了表明他们的血统高贵，就声称他们身上流淌的是"蓝血"，从此"蓝血"成了高贵白人的代名词。

虱子、蚊子和吸血鬼

虱子、蚊子这类的小虫子以吸食人、畜的血为生。神话故事中，吸血鬼也同样以吸食人血为生，吸血鬼会将其獠牙插入受害者的脖子中吸食血液，最终受害者被同化，变成吸血鬼。与吸血鬼相比，这些小虫子吸食的血量真是不值一提，但它们仍是人类讨厌的虫子。

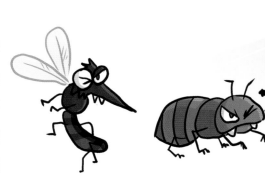

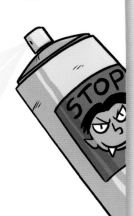

你是什么血型？

在古代，人类已经学会通过输血这种方式来挽救一个人的性命。但由于当时医疗技术不发达，人类并不知道输血应以输同型血为原则，以至于出现随意输血甚至将动物的血液输入人体来医治患者的现象，这些行为都是致命的。直到20世纪初，人类才找到了区分血型的方法。通常，人们熟知的血型分为A、B、AB和O型4种血型。你是哪种血型呢？

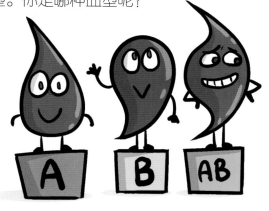

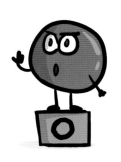

"泵"一样的心脏

心脏体积相当于一个拳头大小，重量约300克，其主要功能是推动血液流动，向器官、组织提供充足的血流量，以供应氧和各种营养物质，并带走代谢的终产物，使细胞维持正常的代谢等功能。

大功率的"泵"

每分钟内，心脏每收缩一次就有一定量的血液输送到动脉，推动血液循环。

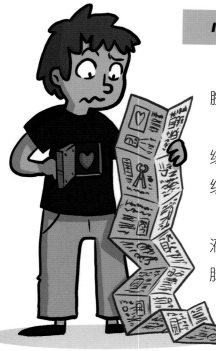

心脏工作模式

心脏由心肌构成，共有左心房、左心室、右心房、右心室四个腔。左、右心房与左、右心室之间互不相通，是分开工作的。

▶ 左心房通过肺静脉口收纳由肺回流的富含氧气的血液，然后经左房室口流入左心室，左心室的血液最终流入主动脉，向全身组织器官分布。

▶ 右心房通过上、下腔静脉口，接纳全身含氧量较少的静脉血液的回流，右心房内的血液经右房室口流入右心室，最终流入肺动脉。如此循环往复。

有关心脏的几个数字

▶ 人在安静状态下，心脏每分钟跳动70—80次！

▶ 成年人一天中心脏跳动约10万次。

▶ 一个人的心脏每天泵血可达7 000到8 000升。

你知道吗？

女性的心脏比男性跳得更快。

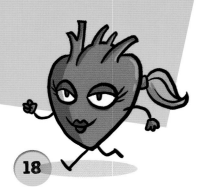

心跳加速

当一个人悲伤抽泣、运动后大喘气或受到惊吓时，会呼吸加速，心跳也会随之加速。

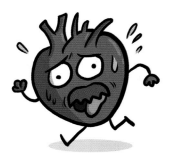

如何把脉？

人体中有一条动脉经过手腕，因此将手指放于手腕关脉部位就能够感觉到动脉的跳动，其频率与心脏搏动频率一致。因此，只需把脉一分钟即可计算出自己的心率。

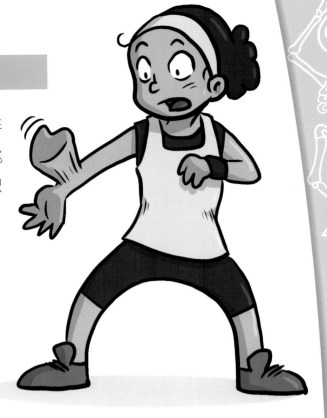

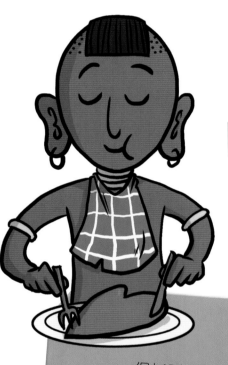

冠状血管

心脏有自己的血液供应，是由冠状血管输送的。不要让脂肪堆积在冠状血管里，这一点至关重要——也就是说，不管你多么喜欢吃奶油蛋糕，也要记得健康饮食哦！

- 心脏小常识 -

很长时间以来，人们都认为心脏是人体聪明才智和感知意识的中枢，而非大脑。而且日常生活中的很多俗语也表明了这一点。以下这些关于心脏的俗语，你可知它们的意思？

1. 敞开心扉
2. 刻骨铭心
3. 铁石心肠
4. 心中有数
5. 宅心仁厚
6. 心情沉重

A. 对情况和问题有基本的了解，处理事情有一定的把握。

B. 指人忠心而厚道，居心仁爱而待人宽容。

C. 在一个人面前把自己的心思毫无隐瞒地表现出来，也指分享自己的心情。

D. 形容人很伤心。

E. 镂刻在骨头上或心里；比喻感受深刻，永不忘记。

F. 心肠硬得像铁和石头一样，形容心肠很硬，不为感情所动。

1-C；2-E；3-F；4-A；5-B；6-D

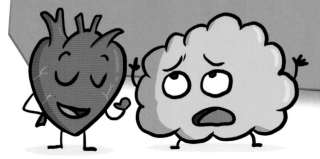

肾脏——人体净化站

肾脏为成对的扁豆状器官，它的基本功能是生成尿液，借以清除体内代谢产物及某些废物、毒物，同时经重吸收功能保留水分及其他有用物质，从而净化血液，促进人体正常的新陈代谢。

尿液的形成

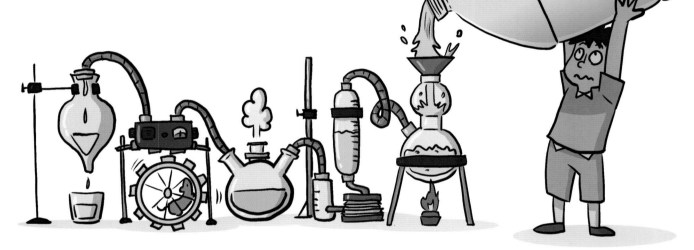

在一天之中，成人大约有200升液体会输送至肾脏进行过滤。其中绝大部分水、全部的糖和一部分盐会被重新吸收，送回血液，而剩下的1—2升含有残余物质的浓缩液体就会变成尿液。

排尿感增强？

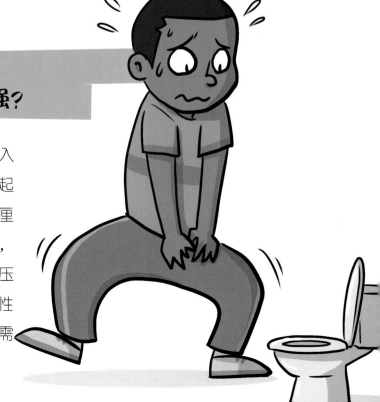

肾脏形成尿液后，会通过输尿管流入膀胱，输尿管是一对细长的肌性管道，起自肾盂，终于膀胱，成人输尿管长约25厘米。当膀胱内的尿液量达到300毫升时，膀胱会充盈得像一只大碗。此时膀胱内压升高，逼尿肌受到膨胀刺激，发生阵发性收缩，人的排尿感就会增强。这时，便需要立马去厕所排尿。

小孩子为何会尿床？

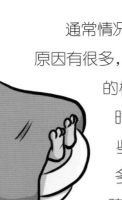

通常情况下，孩子到四岁以后才不会再尿床。引起尿床的原因有很多，但对于大多数尿床的孩子而言，尿床是一种正常的机能性现象。例如，孩子睡眠过沉，大脑不能及时回应膀胱排尿感的信号，就会导致尿床。还有一些孩子，他们的膀胱容积量过小，排尿次数就会增多，而在睡着后，情况就更不可控制了。还有一些孩子大脑皮层发育延迟，不能抑制脊髓排尿中枢，睡眠中逼尿肌出现无抑制性收缩，将尿液排出。

趣闻！

尿床也有可能是一种遗传行为。事实上，研究者证实，如果父母一方在其幼儿时有尿床习惯，那其子女尿床的可能性就会达到40%。而如果父母双方都有尿床习惯，那其子女尿床的概率就会增加到70%。

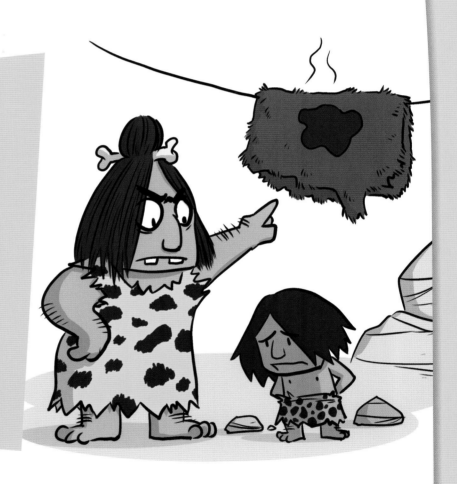

一个肾脏？

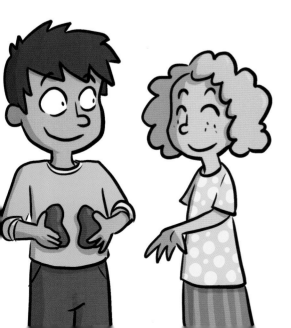

有的人生来只有一个肾脏，但是身体并没有受到影响。以至于，我们可以忽略另一个肾脏的存在。因此，生活中，那些把自己的一个肾脏捐赠给肾脏移植患者的捐献者，仅靠一个肾脏也能够正常生活。

人体和它的极限纪录

在各个方面，人类都试图突破极限，对身体也不例外。

珠穆朗玛峰，是我们这颗星球的最高点，最高峰海拔高达8 844米。处于这个海拔时，登山运动员呼吸中的氧气含量只有自行车运动员在正常环境下运动时的氧气含量的三分之一，这会导致人体心跳节奏加快、呼吸困难、极易疲乏、头痛且失眠。

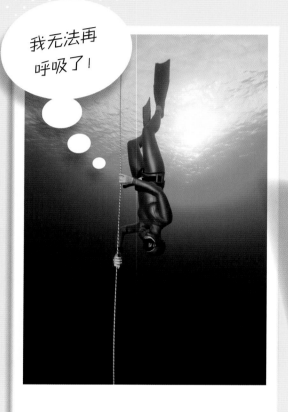

我无法再呼吸了！

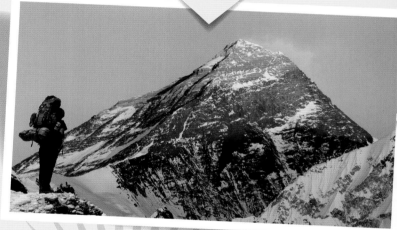

长期以来，只有渔民才会去屏气潜水来收集海里的贝类、珊瑚和珍珠。而如今，一些佼佼者们能够在水下屏气超过 **20分钟**！

11个晚上没有睡觉！

1965年，在一次大学科研活动中，一个美国学生整整264个小时没合眼，他也由此创造了世界纪录。

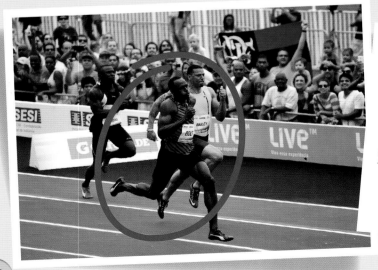

尤赛恩·博尔特 是一名牙买加短跑运动员，他曾夺得过8次奥运冠军和11次世界冠军，他的纪录是

100米9.58秒！

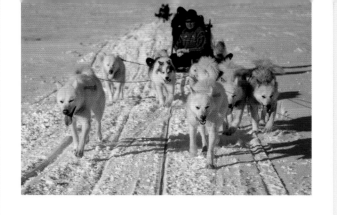

如果我们的体温骤降到24℃以下，我们会因心脏骤停而死。然而有的人能够在极寒条件下，即使身体内部温度已经降至**14℃**，而依然存活。

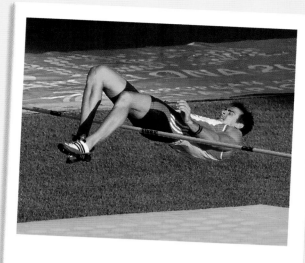

人类仍然不能飞行，但有时我们能蹦得足够高！1912年，跳高纪录还只有2米，而如今，这个纪录已被刷新至接近2.5米。

虽然这么做不值得推荐，
但是在40天内不吃饭，
只靠喝水来存活是可能的。

"**铁人三项**"，也就是三项全能比赛，比赛内容包括：
游泳**3800米**，
骑自行车**180千米**
跑步**42.195千米**
参赛者的口号是——
一切皆有可能！

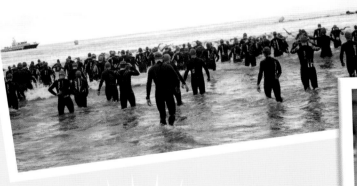

齐德鲁纳斯·萨维卡斯，
一位立陶宛壮汉，
多次获得"**世界上最强壮的人**"的称号。
在最近的一次纪录中，他将12辆连在一起的小轿车拖行了5米，也就是说他拉动了超过20吨的重物！

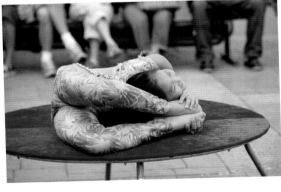

将身体蜷缩在一个抽屉里，用脚拿着叉子吃饭，用手走路……不可能吗？对于一个杂技演员来说没有什么不可能！他们能够任意弯曲他们的身体。

大脑
——一台拥有一百亿神经元的"电脑"

在颅骨的保护下，大脑这个奇妙的器官控制着我们的整个身体。多亏有了它，我们才能走动、呼吸、说话以及进行其他活动。

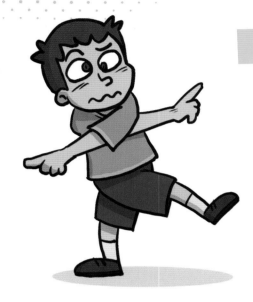

观察它的每个部位

大脑类似一颗核桃，由两个布满皱褶的半球组成，当它们同时工作时，每个半球控制着与其相反的半边身体。比如：你的左半脑控制你踏出右脚。

无可取代的小脑

小脑位于大脑的后下方，它协调着我们复杂的运动。没有它，我们将不能游泳，无法打球或写字，也是它保证我们的平衡。

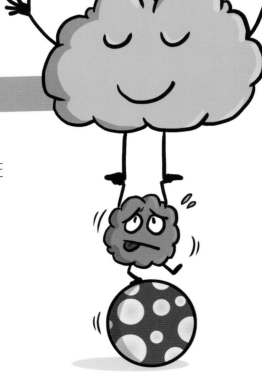

大脑的各个职责

我们的大脑不同部位有着不同的分工，有的部位专门负责运动、语言以及情绪。在一般情况下，我们的左半脑掌握着我们的逻辑思维，你可以命令它做一道减法或乘法题；相反，当你和音乐打交道时，则是右半脑在工作。

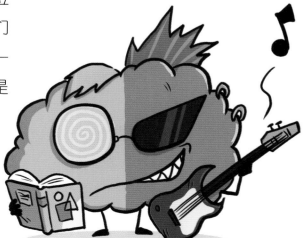

一百亿个神经元，它们在做什么呢？

神经细胞呈网状结构，也叫神经元，在我们的人体细胞中，只有它能产生电流，每个神经元能和周围其他1 000个神经元相连接，来传递我们身体的信息，其速度可达每小时 **450 千米**。

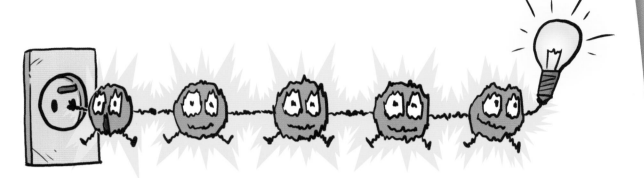

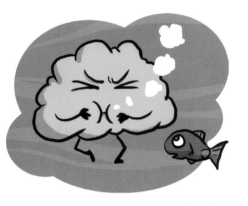

需要氧气

大脑可不能缺氧，如果一个人停止呼吸一分钟，他就有陷入昏迷的危险。若是停止呼吸5分钟，这会对他的大脑造成不可修复的损伤。

你知道吗？

大脑是人体中最肥胖的器官，其一半都是由脂肪组成！

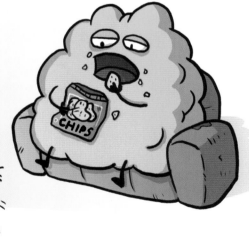

大脑的大小并不重要……

研究表明，阿尔伯特·爱因斯坦的大脑重量仅为**1.2千克**，而一个成年人的大脑重量一般为**1.4千克**。

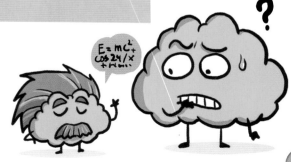

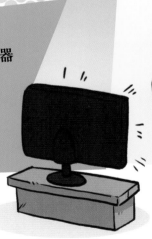

我有神经

如果我们的大脑能够保持对身体的操控，那都是神经系统的功劳，多亏了它时时刻刻都在传递和接受指令。

犹如一张电话网

我们的神经系统遍布全身并连接大脑这个指挥站，和电话网一样。我们的神经网通过"电流"来传递信号。

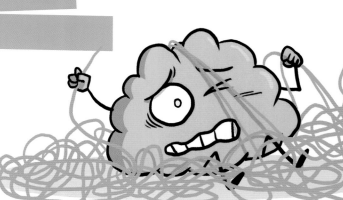

脊髓

脑干位于大脑的底部，下部通过神经束与脊髓连接。这些神经束位于脊椎内部，并受保护。从脊髓出发，人共有31对脊神经，并由此发出分支，分布到我们身体的各个角落。

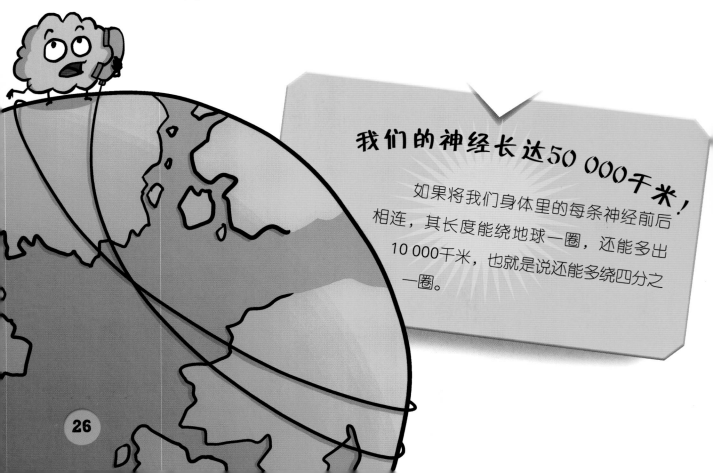

我们的神经长达50 000千米！

如果将我们身体里的每条神经前后相连，其长度能绕地球一圈，还能多出10 000千米，也就是说还能多绕四分之一圈。

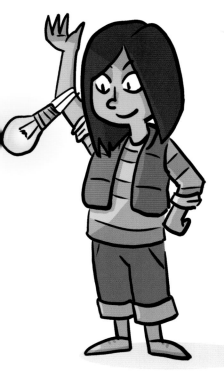

带电的胳膊肘

　　神经总是藏在我们的肌肉下，但是在我们身体的某些区域，它们存在于皮肤下面。我们的肘神经就在两块肘骨之间的皮肤下，当我们撞上这块地方时，我们会感到触电般的不适，并且这种感觉会像一道电流一样传至指间。

讨厌的蚂蚁！

　　想象一下，当我们长时间盘腿而坐时，突然，我们的一只脚像爬上了无数只蚂蚁，有隐隐的痛感。你有过这种经历吗？

　　这种令人不快的刺痛感仅仅是由于我们不正确的坐姿而导致神经被长时间压迫以及血液在血管中堆积造成的。

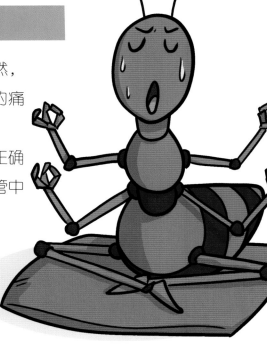

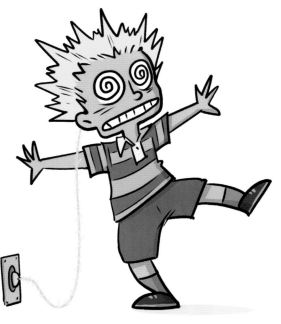

注意，小心头晕！

　　有时候，当我们猛地站起来时，会感到一阵眩晕，感觉好像马上要跌倒。别惊慌！这不过是因为我们的大脑一下子接收了太多信息。这种小小的短路所导致的眩晕感，就如同它突然袭来时那样，会马上消失。

像一个气象局一样

我们的正常体温约为 37℃，下丘脑——大脑的一个腺体扮演着调节温度的角色。

我们是"恒温"动物

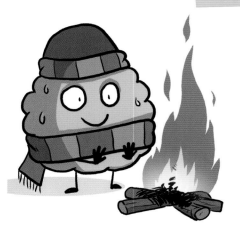

与那些"冷血动物"（比如蛇和青蛙）相反，像我们人这样的哺乳动物，不管外部条件如何，体温都保持在一定的范围内。遍布在我们皮肤下及脊髓中的传感器会向大脑汇报我们的体温及外部温度。

打寒战、牙齿咔咔作响

哎呀，外面太冷了，如果你没有穿上足够的衣服，此时你会立刻打起寒战，你的牙齿也会打起响板。这是为什么呢？这是由于你的大脑想要维持你的体温并试图取暖。打寒战是为了让你皮下的肌肉动起来以制造温暖。至于牙齿嘛，它们互相碰撞是因为你的脸部肌肉在收缩。

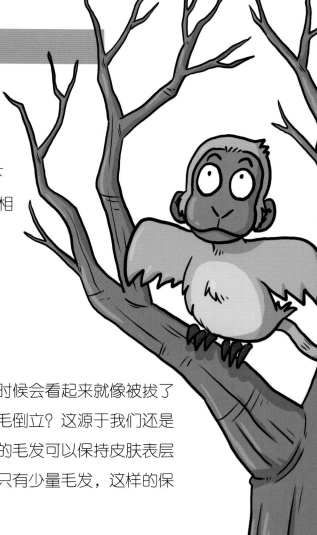

鸡皮疙瘩

当我们感到冷的时候，我们的皮肤有时候会看起来就像被拔了毛的鸡，满是鸡皮疙瘩。为什么我们会汗毛倒立？这源于我们还是猿人时期时的一个古老的应激反应，竖起的毛发可以保持皮肤表层的热空气，从而保护我们。即使现在我们只有少量毛发，这样的保护机制仍然能起一点作用……

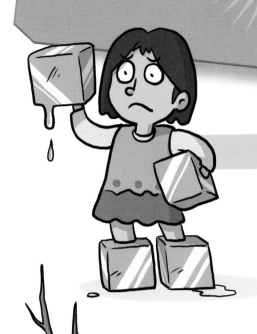

- 手脚冰凉 -

在极冷的环境下，我们手脚上的血管会收缩，使得血液流向我们最重要的内脏，比如心脏。

发烧很有用！

面对微生物的侵袭，身体会采取一个非常有用的防御措施：发烧。事实上，许多这样的"侵略者"会因无法承受升高的温度，而被消灭。

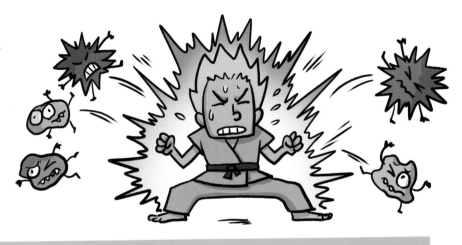

出了好多汗！

和泪水一样，汗水也含有盐分，它是由皮肤下的小腺体分泌出来的。汗水蒸发时，会给我们带来凉爽的感觉。

你知道吗？

那些生活在很炎热的国家的人们通常会吃较多的盐来补充被汗水带走的盐分。

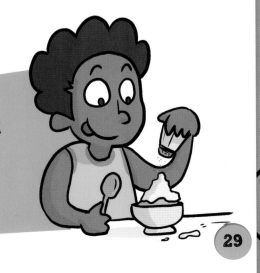

吧啦吧啦吧啦……说话

我们能够与他人交流是因为我们有一个了不起的本领：说话。世界上有许多不同的语言，但不管我们说出什么词语，都依赖于同一个器官：喉咙。

这一切都发生在喉咙里！

当我们呼气时，从肺里出来的空气使在喉咙深部的两条声带振动，我们的声音也是绷紧的两条声带振动的结果。这两条声带犹如弓弦一般，再接着通过舌头、面颊及嘴唇发出辅音和元音，至于嘴巴和鼻子，它们起音箱的作用。

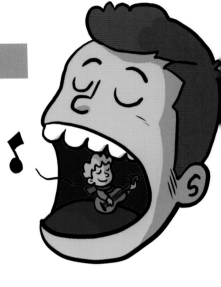

每个人的声音都不一样

没有一个人的声带和嘴巴能完全和另一个人的相同，所以，每个人的声音都是独一无二的。

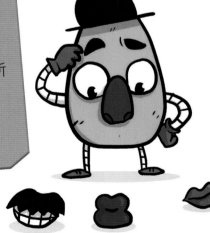

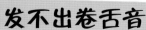

发不出卷舌音

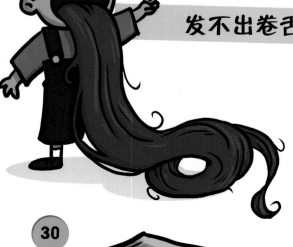

小孩子学说话的时候经常出现把 "zh" 发成 "z" 的情况。比如，他们会把 "zhāi" 说成 "zāi"，这只是因为他们在念一些词语的时候把应该放在硬腭的舌头的位置放错了。

为什么我的猫
不能说话?

当然啦,就如别的小动物一样,小猫会发出喵喵的声音,但是,它们不能清楚地发音。这有两个原因,首先,它们的喉咙不具有可以清楚发音的条件;其次,它们的大脑远没有人类发达,使得它们无法说出复杂的语言。

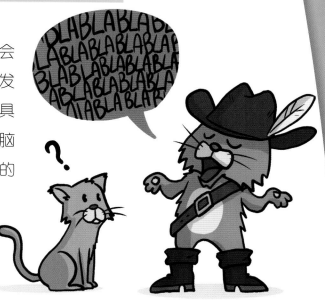

去正音科医生
那里看看!

也许你已经在那儿了,这类医生专门帮助那些无法正常说话或对口语的理解有问题的人们,其中有小孩也有大人。

你知道吗?

座头鲸,这个长达14米,重达30吨的大家伙拥有着仅次于人类的复杂语言。事实上,它们能够发出超过1000种不同的声音。它们还会唱歌呢!它们可以在几小时内发出同一种旋律,有时会长达几天。

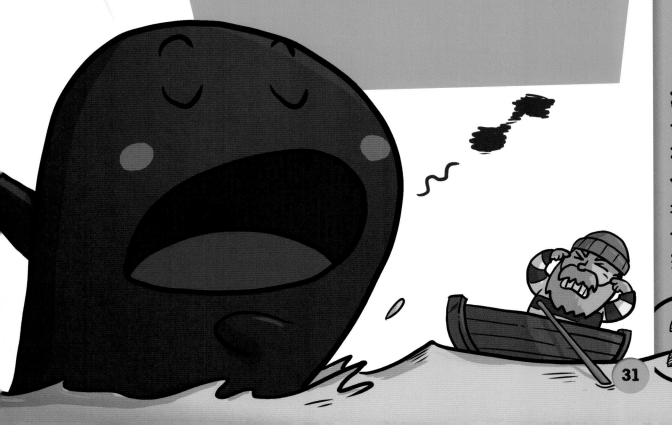

学习，沉思，回忆……

没有哪个器官比我们的大脑更复杂，正是由于这种复杂性，我们才能够有意识，会思考，想象以及追忆往事。

一种灰色物质

我们从外界接收的讯息首先是由大脑皮层来处理，它也被称作脑灰质。为了我们能够思考或行动，每一秒，都有大量的电子信号在大脑皮层上的神经网上流通。刚刚出生的小宝宝的神经网尚未形成，直到两岁时，90％的神经网才会初步形成。

一个大脑，三类记忆

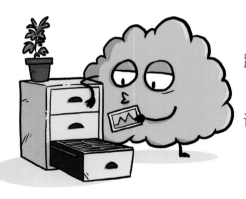

我们并不是只有一类记忆可以长期保存。

▶ 首先是能让我们自主活动的身体记忆，比如游泳、走路或是使用刀叉。

▶ 接着是那些关于我们所学过的知识的记忆，比如一首诗歌。

▶ 最后是储存我们私人回忆的记忆。

有好多东西要学啊！

有研究人员曾估计，一个法国学生在上预备班的时候，要学习6 000个词语，其中2000个常用词语，1 000个和历史有关的词语，还有200个数学专用术语。

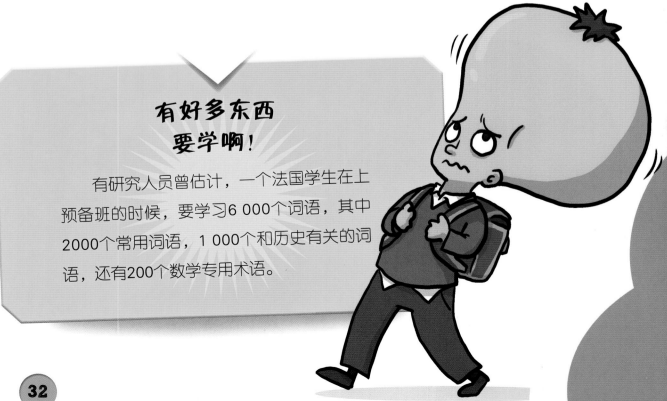

短期记忆

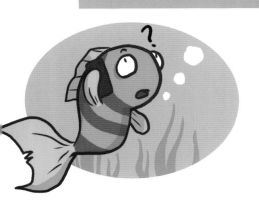

如果你读一串不事先排列好的电话号码，不出五分钟，你就会忘了它们。别惊讶！这串数字仅存储在你的短期记忆里，且这串数字还不能超过 **7个**。

视觉记忆和听觉记忆

当我们需要用心学一首诗时，哪种方式对你来说更容易呢？是反复读还是反复抄写？我们都有适合自己的记忆方法，需要我们自己去摸索！

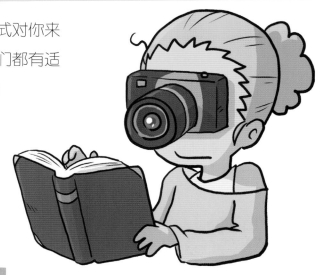

海马体
在大脑里吗？

海马体是我们大脑的一部分，它看起来就像是一个海洋生物，这个区域的首要任务就是记忆，因为我们所有收集到的信息都储存在这里。如果有人得了阿尔茨海默病，大脑的这个地方会最先受到影响，病人会不记得所发生的事。

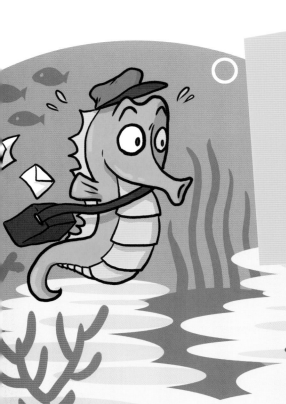

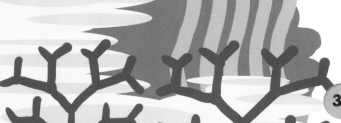

糟糕的主意！

如果你一边写作业一边听歌或看电视，你的记忆力会降低30%。

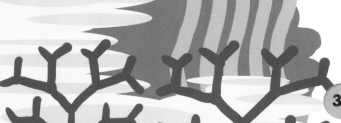

快乐？悲伤？害怕？

在同一天内，我们会感受到大脑带来的许多不同情绪。

六种基本情绪

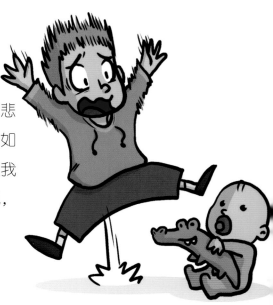

自打我们出生，我们便能表现出快乐、厌恶、害怕、悲伤、气愤和惊讶六种情绪，以表达对事物的不同反应。比如说，如果我们想到有一条鳄鱼在马路上，害怕的情绪会使我们不假思索地马上离开。这些情绪在动物身上也有所表现，但是，荣誉感和害羞则是人类独有的情绪。

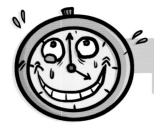

这些情绪是如何表现的呢？

当我们笑时，我们脸颊上的**15块**肌肉会收缩，而脖子和下颌则会放松，但这并不是所有的表现：

▶ 我们的血液会流得更快，因此，身体内的毒素会排得更快。

▶ 我们的呼吸会加快，这会帮助白细胞更好地保护我们的身体组织。

▶ 我们的腹肌会聚在一起并帮助消化。

因此，研究人员建议我们每天至少笑10分钟。

你知道吗？

正处于热恋中的情侣，在他们的身体里会产生250种不同的物质！

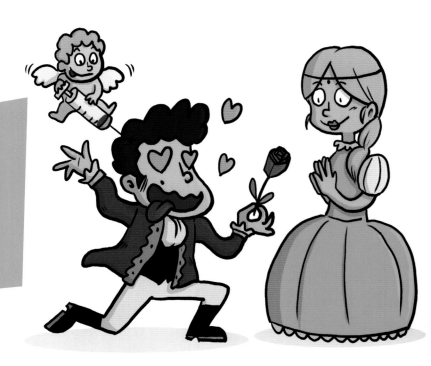

冒冷汗

当你害怕时，你的身体会做出怎样的反应呢？

▶ 你的血液会接收大量的肾上腺素，这是一种激素。

▶ 你的身体会做好逃跑的准备：瞳孔放大，使你更好地观察周围环境；呼吸加速，以改善肌肉中的氧含量。

▶ 你会变得苍白，因为你的血液会流向身体内部的肌肉，以助你跑得更快。

▶ 你会冒冷汗，这是因为你身体内部的冷却机制开始作用。

-巨大的悲伤-

我们的眼睛会因长时间充满泪水而湿润，这是由于我们眼睛里面的泪腺在起作用。当我们感到悲伤时，泪腺就会开始工作，眼泪就会夺眶而出。

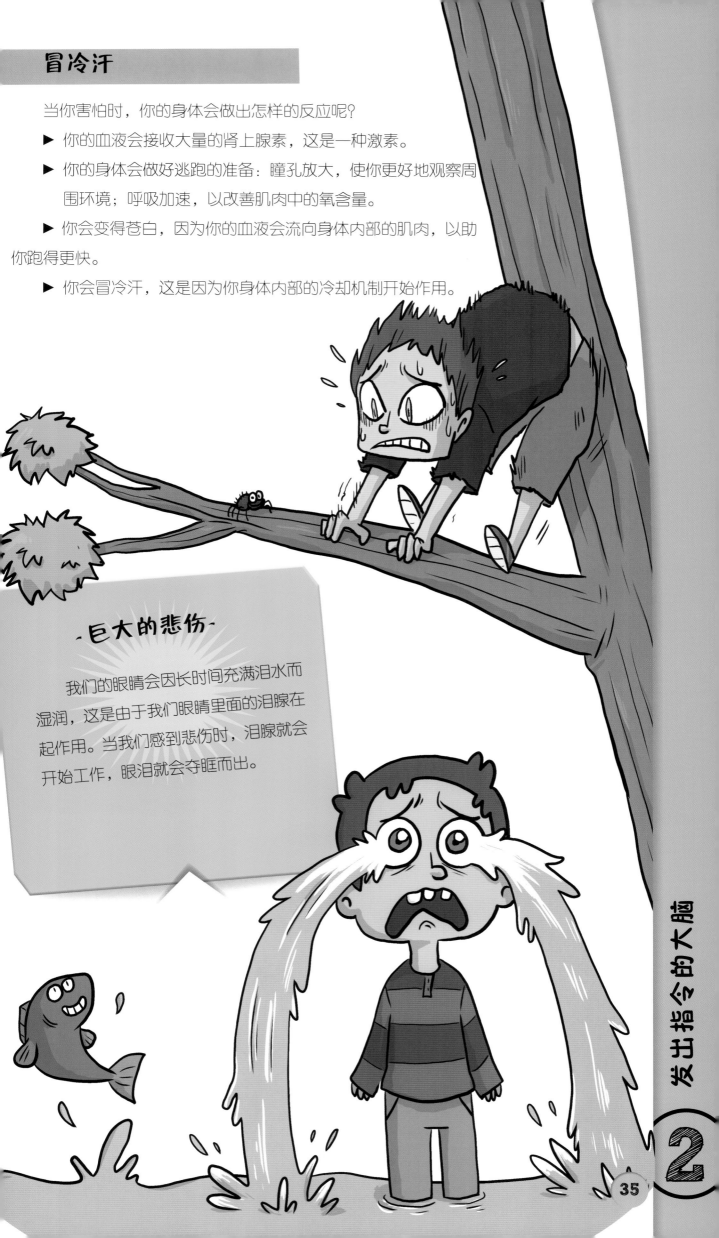

救命！

- 房间里里外外的危险 -
问答比赛开始

你知道下面这些图片分别对应哪一种危险吗？

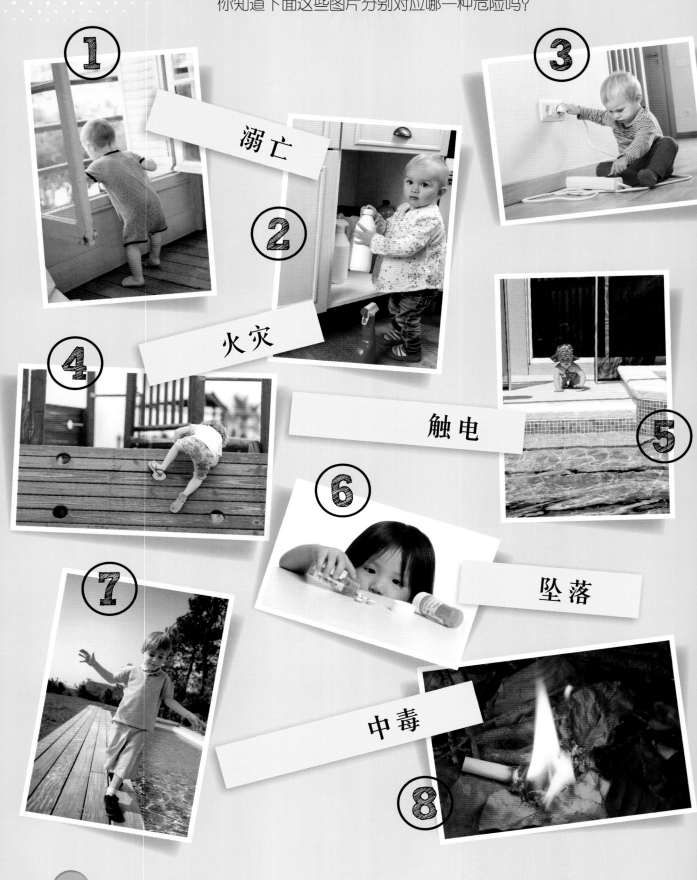

溺亡

火灾

触电

坠落

中毒

– 急救措施 –

注意！

如果对你的人身安全有威胁，就不要靠近事故发生地！

如果一个人遇到危险，最重要的就是尽快呼救。首先告诉救援人员你的名字、住址以及电话号码。接着，详细说明发生了什么事，受害者的情况（他是否还有呼吸，是否还能回答问题，等等）。尤其不要忘了第一条！

120为中国大陆急救电话号码。

如果受害者已经失去意识，你可以将他置于安全地方并与周围的人采取"三脱"原则，解开他的衣领、领带和皮带，以保证呼吸顺畅，或进行侧位急救，将伤者置于角落处，将他的嘴巴张开，头轻轻向后仰，以保证呼吸通畅。

下面几件事是在等待救援时你要做的：

当有人窒息并无法说话时，时间紧迫！你需要不断地在他的肩胛骨之间拍打，每次四下，直至其可以咳嗽。

在有小伤口的情况下，需要用肥皂水来清洗伤口，然后贴上胶带，将伤口保护起来。还有一点很重要：确保伤者已打过破伤风疫苗。

如果伤口流了大量血，我们必须要戴上手套，或用干净的布或塑料袋进行隔离，然后压在伤口上以制止出血。

如果伤者流鼻血，不能平躺，应用手指捏紧鼻翼，如果流血超过10分钟，则需要先捏住他的鼻子再去医院做进一步处理。

如果发生烧伤，不要把烧伤处的衣服直接揭起，而应该轻轻地往伤处浇水至少10分钟。

如果你不知道伤者的情况或不知道该做什么，请尽快呼救。

触觉

粗糙或光滑，冷或热，柔软还是带刺儿，这都是你的皮肤能感受到的。皮肤，这个触觉器官会告诉你外部世界一切事物的触感。

超级敏感的皮肤

皮肤能告诉我们外部世界的一切触感，这多亏了藏在里面的神经末梢。神经末梢分布在我们的身体表层，与大脑相连，翻译出大脑传达的讯号并迅速反馈。

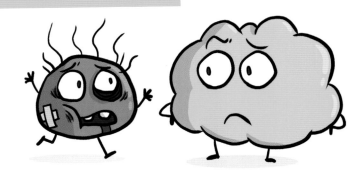

每个地方都有特殊的触感

藏在我们皮肤下的传感器的功能各不相同。事实上，那些能感受到柔软触觉的传感器藏在表皮处，在我们皮肤的最上面的一层；而最下面一层，也就是在真皮层里，则是其他特殊触觉传感器待的地方，比如说振动感啦，压力感啦，冷暖啦……

这些玩意布满指尖

身体的各个部分都有感觉器官，而我们的指尖尤为敏感。这是因为指尖处每平方厘米就有**2 000个传感器**！

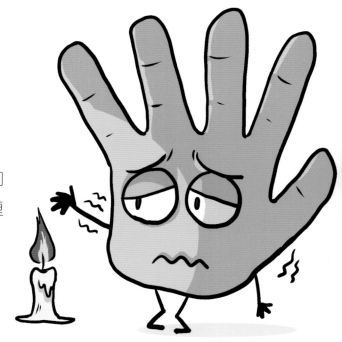

反应迅速

想象一下，将你的手放在灼热的电子板上，在分析这是什么状况之前，你已经迅速将你的手拿开了！你有这样的反应那都是因为非条件反射。这类反射不需要经过大脑的分析和判断，只要出现刺激，正常的人体都会做出相应的反应。

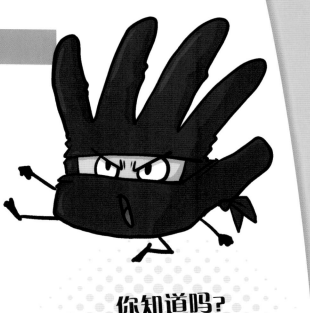

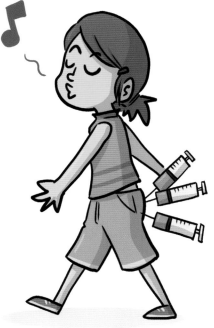

你知道吗？

为什么总是我们的屁股挨针？因为臀部是我们身体里不敏感的部位之一。

指纹

在我们的脚指头以及我们的手指头上，都有小小的纹路，这使得我们有更好的抓合力。这些在我们指尖上的纹路，自我们出生时就有，并且一生都不会改变。正是因为每个人的指纹都是独一无二的，在辨认人的身份时，它就派上了用场。

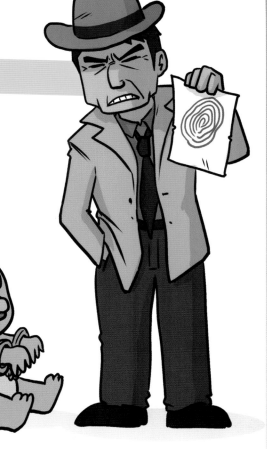

盲人，
用指尖来读书

对于一个盲人来说，阅读普通印刷版的图书是不可能的。幸运的是，在19世纪初期，法国人路易·布莱叶发明了凸起的盲文，这使得那些失去光明的人可以通过指尖的触摸来读书和识乐谱。

五官

眼睛的作用是……看！

眼睛使我们能够看到周围的事物，它是我们最重要的感官之一。一切都从眼睛这个复杂的器官开始。

眼睛的工作原理

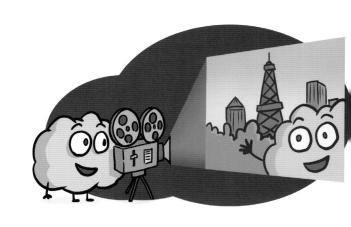

光线通过瞳孔到达眼球，随后通过类似于透镜的晶状体，将光线投到视网膜上形成图像。

视网膜就像大屏幕一样，上面分布着由视觉神经发出的神经末梢，它们会将获得的图像信息传向大脑。

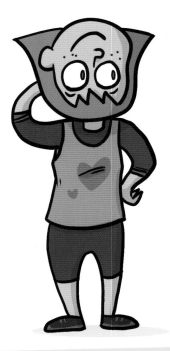

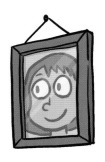

都反过来了！

对于眼睛来说，一幅图像在视网膜成像时都是反过来的，我们的大脑随后将其调正。

为什么有两只眼睛？

即使只有一只眼睛，我们也能看清一切，但是两只眼睛看东西，效果会更好。
首先，你可以更大范围地看清物品的边边角角，尤其是每只眼睛都有不同的视野；
其次，你看的东西会更具立体感，也就是说你能更准确地判断距离。

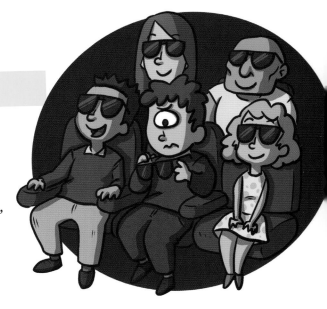

眼睛的颜色不一样

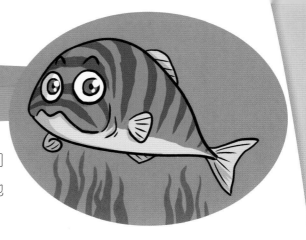

有的人的两只眼睛颜色是不同的，比如一只眼睛是绿色，一只眼睛是蓝色，我们也称这样的眼睛为"**双色瞳**"。

近视、散光和远视

不是每个人的眼睛都是完美的，下列就是眼睛最常见的毛病：

▶ 如果你是近视眼，那么你只能看见近处的东西而看不清远处的东西。

▶ 如果你有散光，那么你对距离的判断会变得模糊，举个例子，读乐谱上的音符对你来说十分困难。

▶ 如果你是远视眼，那么你对远处的东西看得很清楚，而看近处的东西很模糊。

你知道吗？

婴儿直到一岁才能看清远处的东西，在这之前，一切都是模糊的。

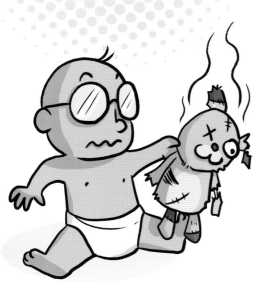

像照相机一样

晶状体会调整焦距，
它会不断调整屈光率，
使我们能看清我们想看的东西。

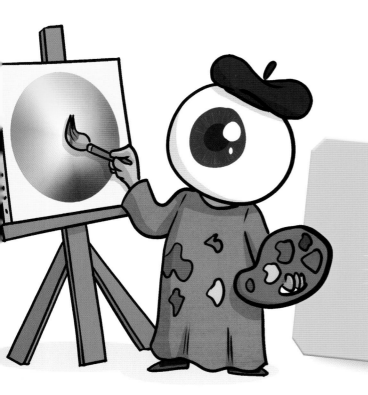

不可置信！

眼睛能分辨
一千万种
不同的颜色。

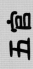

可以听见声音的耳朵

一首美妙的歌曲、别人说的话、汽车的喇叭声，都是因为有耳朵我们才可以听见这些声音。耳朵，同时是交流的工具、警报系统，也是平衡中心。

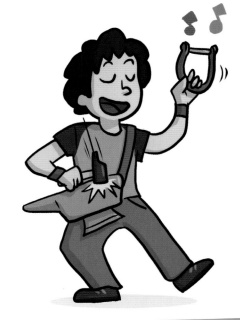

锤骨、砧骨和镫骨

声音由空气振动产生，并到达耳朵。声音到达鼓膜，使鼓膜振动，随后，振动传到三块听小骨处——锤骨、砧骨和镫骨。听小骨放大振动并将其传至耳蜗，耳蜗骨管内充满淋巴液，在那里，振动转化为神经冲动传给大脑，由大脑转化为讯息。

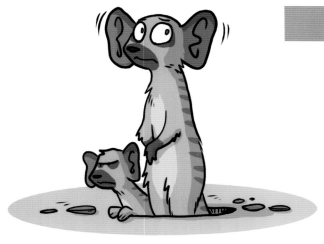

两只耳朵，真的有用吗？

当然！因为我们的两只耳朵不会同时收集声音，有一只耳朵会先听到声音，再是另一只耳朵。这种细微的时间差距足够使大脑分辨出我们所听到的声音的来源。

平衡问题

如果你像一个陀螺一样转个不停，当你停下来时，你会失去平衡，这种感觉是由你的耳蜗带来的。耳朵里的淋巴液会随着你的运动而晃动，在那里的神经末梢会告诉大脑你是处于平衡状态还是会马上跌倒。但如果你转动过快时，大脑会不知道身处何方，而你会因此感到天旋地转。晕船也是这个原因。

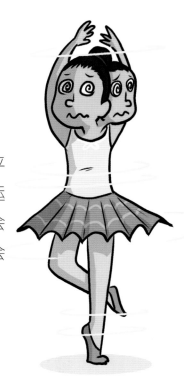

音乐，
对健康有好处

音乐对人体的积极作用早已被科学家证实过。因为听一段我们喜爱的旋律，会促使内啡肽的分泌。内啡肽是一种由大脑促进产生的激素，有镇痛剂的效果，能给人愉悦感和放松感。

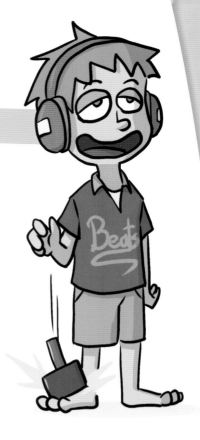

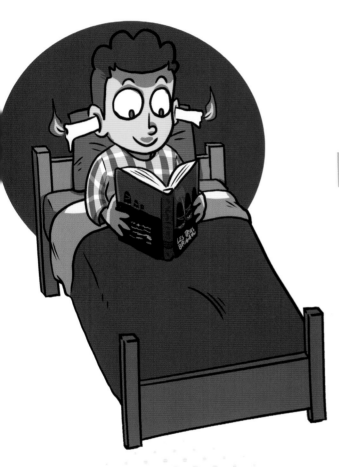

耳蜡

又称耳垢，这种物质看起来像黄色的蜡，但它并不脏！相反，它对人体十分有用，可以阻止一些小昆虫或灰尘进入耳朵深处。我们可以通过用棉棒适当地擦拭清除过多的耳蜡，但千万不可将棉棒伸入内耳。

你知道吗？

对于人类来说，超声波的频率过高，人类听不见，但是小猫和小狗却可以听到。

五官

鼻子的作用是……闻！

不管是长鼻子还是翘鼻子，我们的鼻子都是重要的嗅觉器官。嗅觉比味觉更敏感，鼻子能闻出多种不同的气味，不管是好闻的，还是超级难闻的。

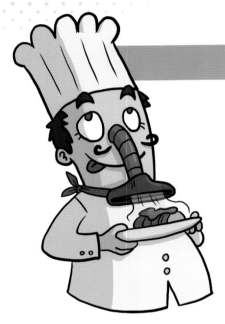

鼻子里的一切

每次当我们吸气时，各种气味与我们周遭的空气混合在一起进入我们的鼻孔，直到鼻子的最深处，在那里等待它们的就是人的嗅觉传感器。这些嗅觉传感器位于鼻腔上方的鼻黏膜上，这些传感器随后将信息传递给大脑，由它来做出判断。

一种极易麻木的感官

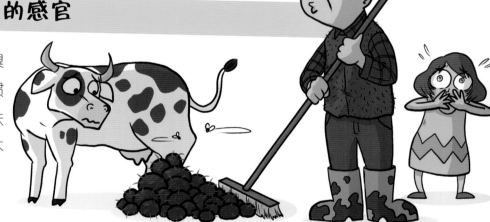

与其他感官不同，嗅觉极易麻木。当我们习惯了我们所处的环境的气味时，我们很快就会感觉不到这种气味的存在了。

我们的嗅觉灵敏吗？

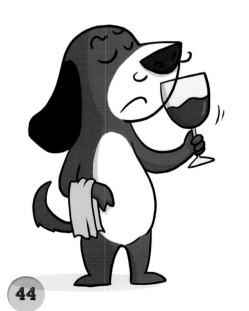

我们必须承认，和狗相比，我们的嗅觉和它们的差得太多。我们人类仅有490万个嗅觉细胞，而人类的朋友——狗拥有2亿个嗅觉细胞，是我们的40倍！

鼻子，也能作为赚钱的工具吗？

有的人能将自己优秀的嗅觉能力转化为职业优势，这些人通常从事化妆品行业或者食品行业，他们能够记住并且分辨 **5 000** 多种不同的气味。如今，世界上有 **300** 多位"鼻子"工作者。

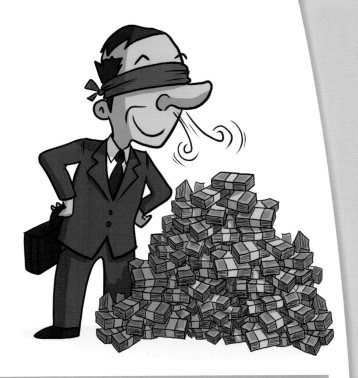

害怕也有味道……

当我们感到害怕时，身上就会冒冷汗，这样我们身上的气味就会发生变化。举个例子，当我们害怕一条狗时，狗会察觉到我们身上气味的变化，从而使我们可能遇上被狗追咬的危险。

对孩子们来说，清洗他们的毛绒玩具可是一件大悲剧

清洗毛绒玩具可能会改变毛绒玩具的气味，当孩子感到不安，需要安慰时，正是这种气味能使他们平静下来。

你知道吗？

在怀孕过程中，小宝宝们被羊水包围，而羊水则充满着妈妈的味道，所以出生后，他们能立刻分辨出妈妈的味道，并自发地靠近妈妈去喝奶。

五官

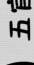

辨别滋味的舌头

虽然我们能分辨上百种不同的味道，但是舌头本身只能辨识出四种。幸好，有鼻子帮助它。

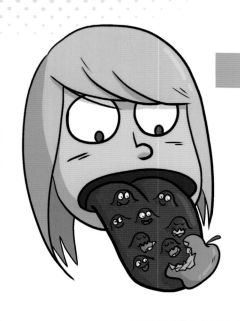

一切玄机都在味蕾上

我们的舌头上布满了味蕾，它们看起来像一个个极小的小凸起，正是它们能使我们尝出食物的味道，但是它们仅能分辨出四种味道：甜味、咸味、苦味和酸味。它们对温度及食物的浓稠也很敏感，甚至能感受到食物所带来的刺痛感。

特殊的味蕾位置

分布于舌头上不同方位的味蕾，能使我们分别品尝出不同的味道。在舌头后方的味蕾只能尝出苦味，而在舌头两侧的味蕾只能尝出酸味，在舌头前方的味蕾则可以尝出咸味和甜味。所以，当我们吃柠檬时，仅仅是舌头两侧的味蕾在发挥作用。

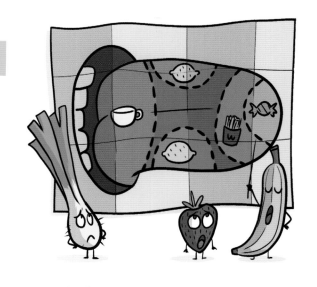

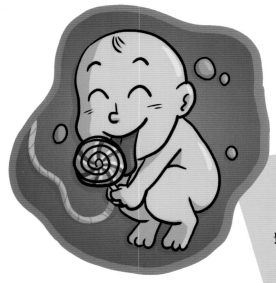

你知道吗？

在妈妈肚子里时，小宝宝们更喜欢甜味，渐渐地，孩子们才能品尝出其他味道。因为味觉是我们逐渐培养出来的。

无可取代的味道！

　　我们能清楚地分辨品尝的食物，90%是通过分辨它的气味而做到的。当我们咀嚼食物时，食物所散发的气味会冲向我们的鼻腔，并在那里遇见我们的嗅觉传感器，然后由它们将收集到的信息传给大脑。

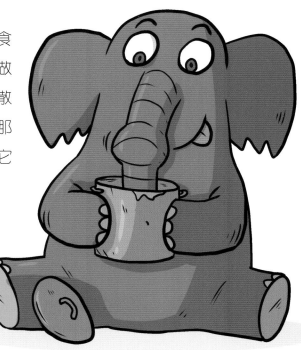

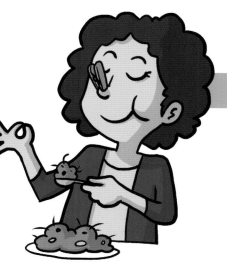

重感冒了，
味觉也失灵了？

　　当我们得了重感冒时，感觉所有的食物都是一个味道，因此我们也感受不到吃东西所带来的乐趣了。这是因为此时我们的鼻子里都是鼻涕，它们阻碍了食物香味的扩散。所以当我们捏着鼻子吃难吃的东西时，会稍微好过一些。

黏人的冰块

　　为什么冰块会粘住我们的舌头？当舌头上的热气碰上冰块时，会使一部分冰融化，但是它们又会立刻冻起来。注意！如果我们一下子把舌头从冰上扯下来的话，这会非常痛并且可能会使我们的舌头受伤。

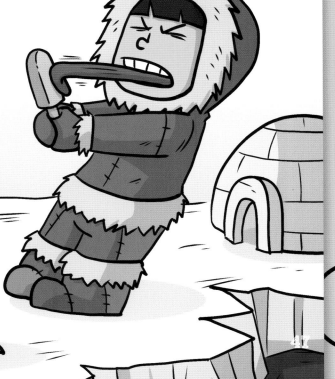

人类，
在所有物种中都占优势吗？

如果人和动物之间举办一场奥运会，人类的确可以参加所有项目的比赛，但绝不会每次都站在领奖台上。

尽管人类跳高的世界纪录已达2.45米，但是在美洲豹面前还是小巫见大巫。美洲豹不需要助跑，就可以跳到5米高。更别提跳鼠了，虽然它身高只有15厘米，却能跳2.5米高！

在短距离赛跑中人类也完全被猎豹比下去了。猎豹能在400米内保持每小时1 000米的速度，这使它成了100米、200米和400米短跑比赛的冠军。世界冠军尤赛恩·博尔特的纪录为100米9.58秒，仅险胜时速为38千米的兔子。

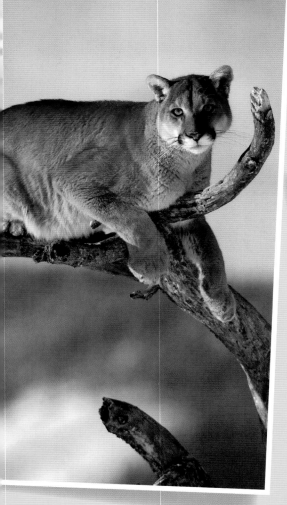

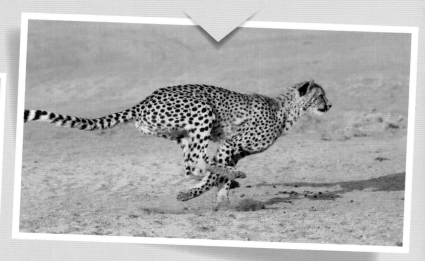

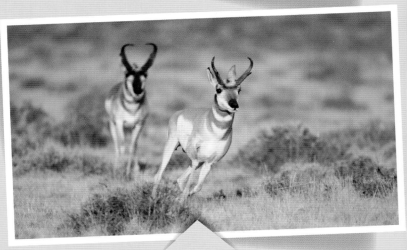

人类甚至不能依靠在长跑中的耐力去冲击金牌，因为小角羚羊凭借着15分钟内保持每小时70千米的速度就能轻而易举地获胜。在马拉松比赛中，人类最优秀的选手所花的时间是一匹马所花的时间的两倍。

跳蚤的弹跳力惊人

如果人类拥有像跳蚤那样的弹跳能力，就可以跳得有埃菲尔铁塔那么高！

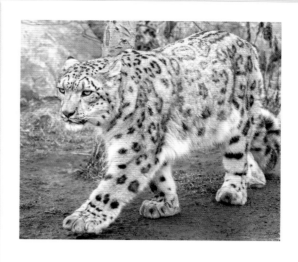

一只雪豹能跳15米远，一只袋鼠能跳13米远，而人类在这一方面的纪录仅仅只有8.95米。

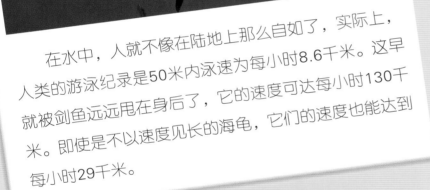

在水中，人就不像在陆地上那么自如了，实际上，人类的游泳纪录是50米内泳速为每小时8.6千米。这早就被剑鱼远远甩在身后了，它的速度可达每小时130千米。即使是不以速度见长的海龟，它们的速度也能达到每小时29千米。

在举重方面，大象是当之无愧的冠军。它的鼻子能举起300千克的东西，而它的背部负重可达1300千克。当然，小如蚂蚁这样的昆虫也有这种绝活，它能拖动重量是其自身体重400倍的东西。若以人的重量单位换算的话，这个数字将超过24吨！

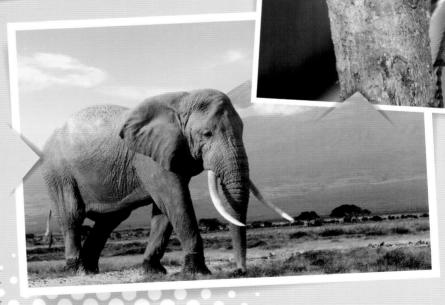

多才多艺

总之，人类在动物中唯一取胜的机会是在比赛中加上各种各样的规则，比如我们的现代五项比赛，与动物不同，人类可以参加各类型的比赛。

人体的敌人

病毒、细菌、真菌……

每天我们的身体都会面对各种各样来自外部世界的威胁。

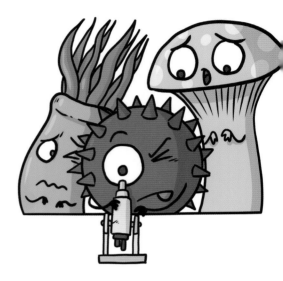

- 注意！有微生物 -

微生物，数量众多且体积极小，
我们只有在显微镜中才能观察到它们的存在，
它们主要分为三类：病毒、细菌和真菌。

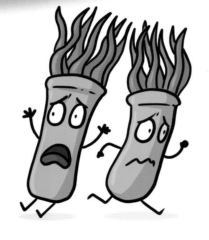

细菌

这种微生物能以成倍的速度繁殖，一些疾病比如百日咳、破伤风、麻风和猩红热都是由细菌引起的。多亏了抗生素的出现，我们才能有效地对付这类疾病。

病毒，小个子却有大威力

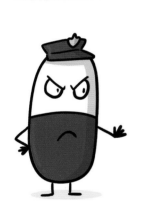

病毒比细菌还要小得多，它们不能独自繁殖，这些"寄生虫们"不得不寄生在其他生物的细胞中。它们是许多疾病的罪魁祸首，比如说麻疹、水痘、流感、耳炎、伤风和肠胃炎等等，还有更严重的艾滋病。注意！这些病毒并不能被抗生素杀死。

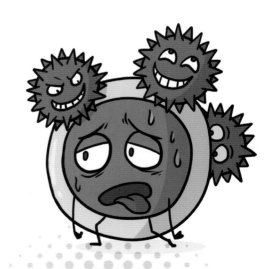

你知道吗？

如果细菌的体积有一只猛犸象那么大的话，那么病毒的体积仅有一只老鼠那么大。

真菌

这类微生物会导致一些皮肤病，比如湿疹或是痕子。

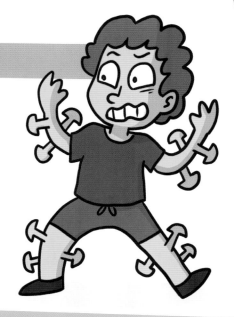

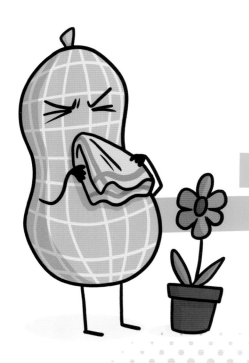

你对花生或花粉过敏吗？

身体在遇见一些来自外部元素的侵扰时，尤其是那些身体最不喜欢的东西时，会出现过敏反应。这是身体在抵御这些东西的一些生理反应，通常表现为咳嗽、起疹子，有时甚至会发烧。

你知道吗？

当我们不小心重重地撞上某物后，我们的血管会破裂，并在皮肤下形成一片瘀血，这种瘀痕的颜色会由深变浅，并且在几天之内消失。

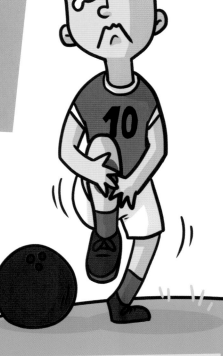

事故

我们的身体可能会在事故中受伤。举个例子，我们可能会误吞一个危险品、摔倒或者被烫伤……这些事故发生时通常需要立即呼救并进行抢救。

哎哟，哎，哎，好难受呀

当我们遇见麻烦时永远也高兴不起来，但是别忘了，痛苦也是我们身体发出的一个重要信号。

注意！

想象一下，如果你的手感觉不到疼痛，那么，将你的手放在一个很烫的物体上时，会发生什么？什么都感觉不到的话，你就会把你的手继续放在那里，最后，你的手可能会被严重烫伤。疼痛就是一个警告信号，能让你在发生类似情况时，迅速做出反应，调整好你的状态。同样的道理，如果你在生病时没有感到难受的话，你就不会想着要去治疗。

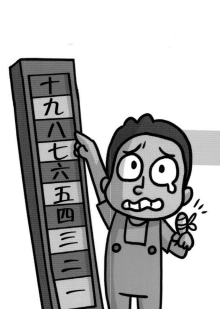

给疼痛分个等级

有些人在做同样的伤口处理时，却不像别人那样感觉那么疼。为了更好地了解病人的感受以及给他们注入合适剂量的镇痛剂，医生有时候会要求他的病人做一个一到十级的痛感测试，看看该病人能忍受多大的痛苦。

根本不痛的！

镇痛剂，医生用它来缓解或消除患者的痛苦。在手术过程中，注射镇痛剂后，患者一般会睡着，这样，他们就感觉不到手术的痛苦。麻醉师的任务就是让病人睡过去和醒过来。

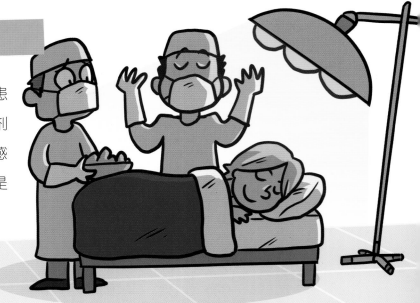

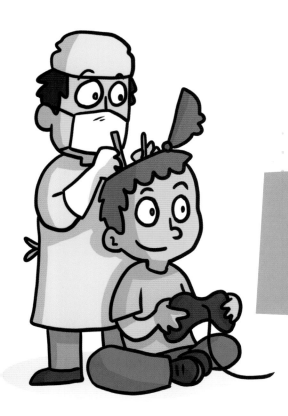

你知道吗?

尽管大脑负责处理来自其他身体部位的信号,但奇怪的是,大脑竟然无法感到疼痛。

～ 疯了吗? ～

有些人在失去腿或胳膊后,仍然有感觉,比如说痛或者痒。尽管他们身上的这一部位已经不存在了,为什么这种幻肢的感觉会存在呢?因为有的神经还在继续向大脑传递关于这个部位的信号,而且大脑还有所回应!

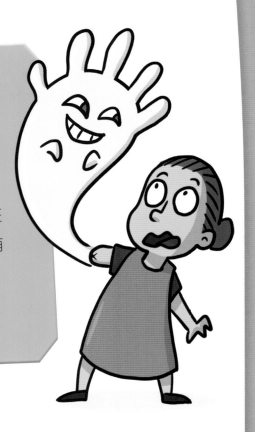

麻醉的出现

直到19世纪,手术对人来说还像是一场酷刑,因为那个时候,人们还不知道如何麻醉病人。幸运的是,在1842年,一个美国医生出了一个主意,他让他的病人在手术前吸入乙醚。这个创新可谓是带动了一场大革命,因为这个发明的出现,使得医生们能够在平静的环境下进行手术并且延长了手术时间。

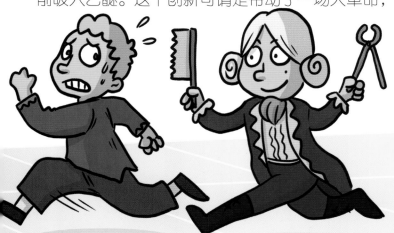

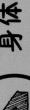

我们身体的各个部位

我们的身体每时每刻都面临着各种各样的威胁，幸运的是，身体会利用一些绝妙的武器来保护自己。

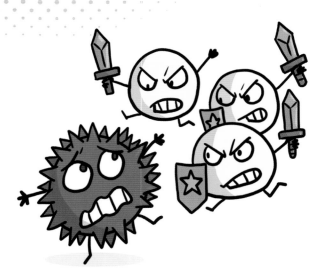

全面警报！

举个例子，当我们不小心划伤自己时，一些微生物，比如细菌或病毒就会趁机进入血液中。身体会立马分辨出这些外来物并做出抵抗。这时候，抗体会迅速集结起来对付这些"僭越者"，白细胞是身体专门用来对付这些微生物的好手，它会负责消灭这些微生物。

皮肤就像一副盔甲一样！

我们的皮肤会分泌皮脂，它是一种不透水的脂肪，是我们抵御外界的第一道屏障，是保护我们身体的重要角色。皮肤严重烧伤的人，应该马上送入无菌病房，因为那里的空气都被过滤过，可以避免微生物进入患者体内。

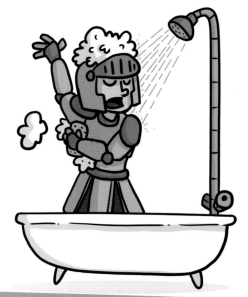

眼睛由泪水来保护

位于我们眼球下方的泪腺，会在我们每次眨眼时，使眼睛保持湿润从而保护眼睛。这些液体不但能够去灰尘，还能消灭细菌。

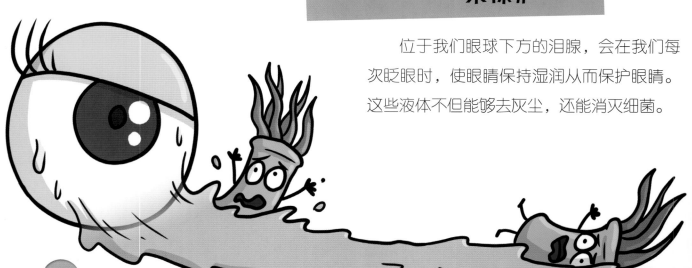

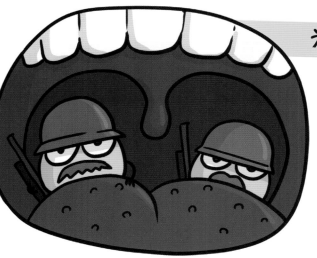

为扁桃体点赞！

在嘴巴的深处，扁桃体就像门卫一般抵御着微生物，作为第一道防线，每当有微生物入侵时，它都会立马通知免疫系统。

气管里的纤毛

空气通过气管到达肺部，气管上的纤毛可以拦住所吸入的空气中的细菌，这些细菌会被纤毛上的黏液粘住，在我们吐痰或咳嗽时，再将这些黏液吐出来。

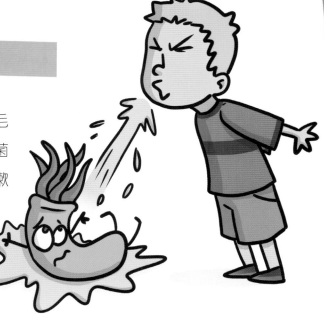

伤口会自己愈合，这太神奇了！

我们一旦流血，身体就会马上进行自我治疗，流出来的血可以清洁伤口，但我们不能让流血的时间过长。在流血的过程中，白细胞开始消灭细菌，血小板之间开始连接并堵住伤口，而在伤口表面，干涸的血液会形成一道痂，这层痂掉了后，皮肤就已经愈合啦。

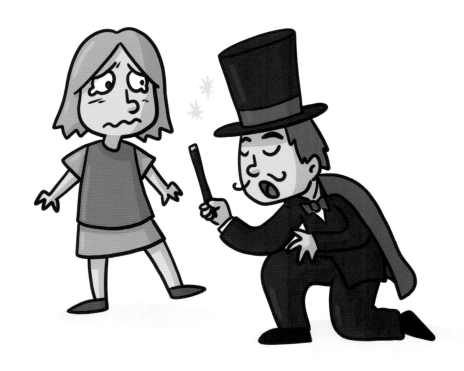

喂？是医生吗？

有时候，伤口不能独自愈合，这时候就需要请教医生或是直接去医院了。

诊断

当你咨询医生时，他会首先化身为一个调查者，提出一些关于你现在的感受的问题，并进行听诊来寻找病因。当通过这些检查还不能够找出病因时，医生会要求你做一个血检或是尿检，甚至会让你拍一个X光片以更好地了解你的身体到底发生了什么，这样他才能找到医治你的方法。

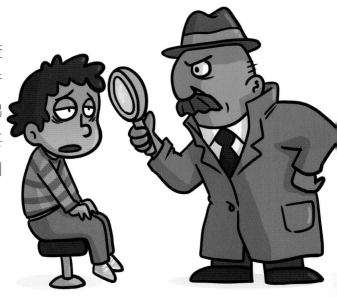

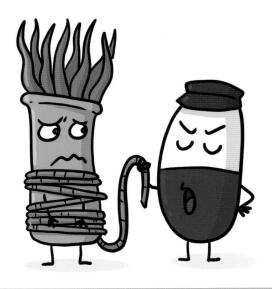

抗生素是怎么工作的？

抗生素是一类阻止细菌在你的体内繁殖或杀死细菌的药物。这样，你一下子就能被治好。

抗生素也不是万能的！

我们总是以为抗生素什么疾病都能治，这一观点大错特错！抗生素不能治愈通过病毒传染的疾病，在治疗发烧和疼痛时也没有任何效果。所以，病毒性感冒的时候吃抗生素是没用的！

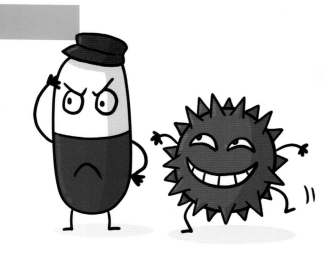

谁会治这些病？

你能找到对应的答案吗？

1. 眼睛生病了
2. 牙齿有问题
3. 心脏出毛病
4. 腿断了
5. 耳朵有问题

A. 矫形外科医生
B. 心脏病科医生
C. 眼科医生
D. 牙医
E. 耳鼻喉科医生

1-C；2-D；3-B；4-A；5-E。

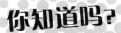

阑尾炎

有时候，位于大肠下方的阑尾会发生感染，需要立即去医院将其摘除。别担心，这只是一个小手术。

你知道吗？

现如今我们会用尽各种方法去治疗患者，但是在中世纪，由于人们不知道如何治疗这些疾病，人们会将母鸡、猪甚至到处跑的老鼠和病人放在一起，以祈求治愈病人。

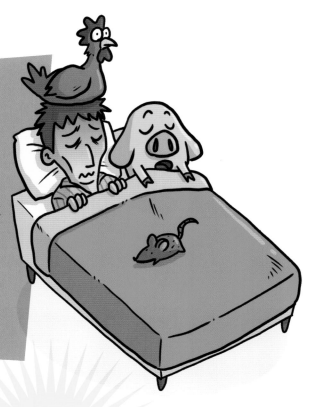

好主意！

有的小丑协会会定期探望住院的孩子，在每次他们探望后，医生们观察到这些小病人可以减少30％到40％的镇痛剂剂量。为什么会这样呢？因为笑会促进身体分泌一种镇痛激素——内啡肽。

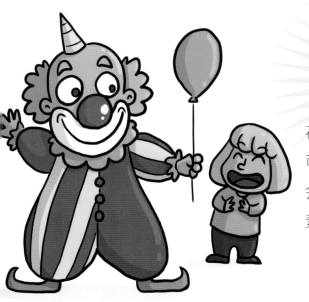

残疾

残疾不仅有可能发生在疾病或事故之后，也有可能是天生的。

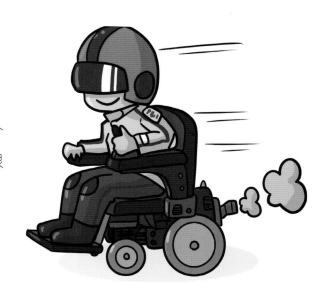

当身体······

残疾人，也就是运动机能有残疾的人，即他一个人无法完成大多数人都能做到的事。残疾可以分为很多种，比如瘫痪，或是缺少胳膊或腿。

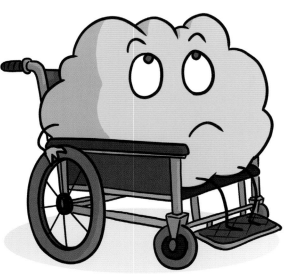

心理残疾

有时人们也会患上心理疾病，尽管这种疾病并不能马上看出来，但是这类人不能好好学习、思考，甚至他们的判断能力和决定能力都会出现问题。当然，这种残疾也限制了人的自主能力，并改变患者与其他人的关系。

失去视力 或是听力

有时候，我们的五官也会有残疾，比如盲人、听障人士、哑巴就是这方面的残疾。

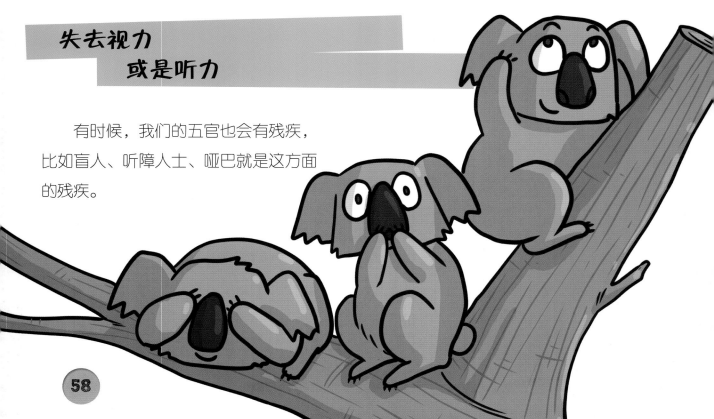

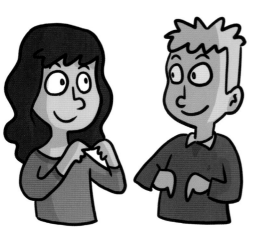

手语

有听力障碍的人通常会通过嘴唇的形状来学习发音，并运用手势与别人交流，这也是一种特殊的语言。这种语言通过手或手指所表现的不同动作来代替文字或单词。1620年，为了帮助一位贵族的儿子交流，在西班牙发明了世界上第一套手语。

残疾的孩子在学校

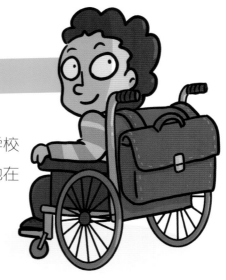

许多残疾孩子在校园助手的帮助下，可以进入学校念书。这些助手们在教室里面照顾残疾孩子，当然也在课余时间和进餐过程中帮助他们。

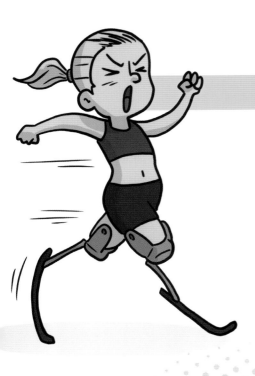

残奥会

夏季残奥会和冬季残奥会都是每四年举办一次。它的比赛项目与其他运动会的比赛项目一样，有自行车、游泳、橄榄球、网球以及田径等。残奥会的办赛初衷是帮助在第二次世界大战中受伤的士兵们康复。

你知道吗？

假肢，或称之为义肢，不是现代才有的，它的出现可以追溯到古埃及时期。一些考古学家发现了由木头和动物皮所制成的假肢，这些假肢有2600年的历史了。

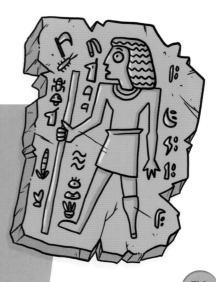

大大小小的流感

肠胃炎、感冒或瘟疫之间的共同点是什么？
这些病都具有传染性，并且可以迅速传播给很多人。

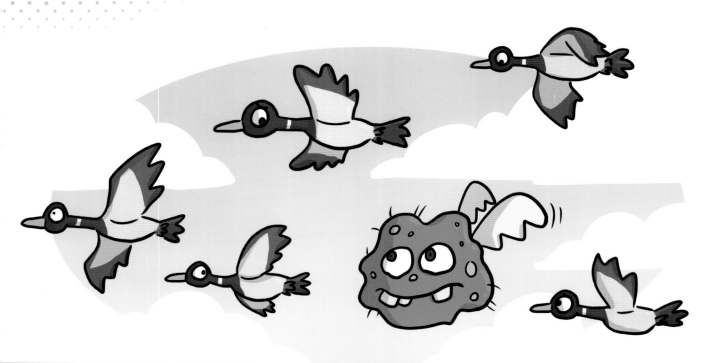

微生物旅行者

　　这些由微生物所引起的大大小小的传染病是如何传播的呢？有些是通过空气传播的，举个例子，如果有病人在你面前没有掩住口鼻就打喷嚏或咳嗽的话，你就有可能通过空气被传染该病。而有些则是附着在我们所碰过的东西上，这就说明了洗手的重要性。还有一些是通过动物或是已被污染的食物来传播的。

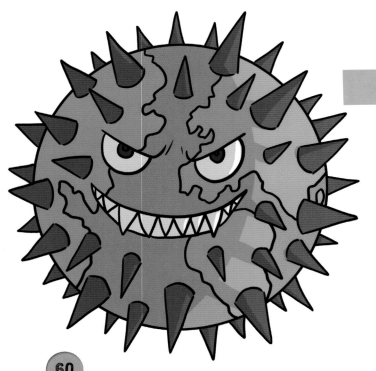

艾滋病的现状

　　艾滋病病毒是在1983年被发现的。艾滋病是一种极为严重的病，并且至今未找到治愈它的办法。艾滋病并不通过空气传染，它的传播途径很特殊——通过发生性关系或者是通过血液来传播。

大规模鼠疫

1347年，一位刚从东方回来的意大利船长在马赛上了岸。当船员们打开货舱时，他们没有意识到一场可怕的鼠疫灾难就此开始。在欧洲，如灰尘般四处横行的**老鼠**将这种传染病到处传播，它导致了**2 500万**到**4 000万**人在这场瘟疫中死去。在法国，每3个人中就有1人因染上鼠疫而死去。

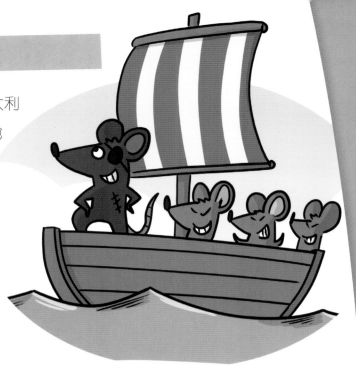

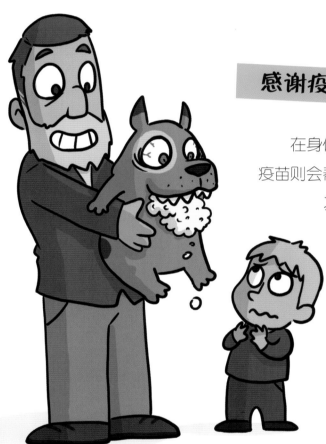

感谢疫苗的发明

在身体机能十分虚弱时，病毒会趁机而入，而疫苗则会帮助白细胞抵御这些病毒。当这些病毒再次侵犯时，身体会及时抵御它们。1885年，路易斯·巴斯德发明了一种用来治疗狂犬病的疫苗，并第一次用于临床。自此，大量疫苗被投入使用，用于治疗一些严重的疾病，并控制其传播。这就是为什么每年都有很多人接种疫苗来抵抗流感。

你知道吗？

当有人打喷嚏时，我们会说，我祝福你早日康复，这种表达起源于中世纪。鼠疫横行的早期症状就是打喷嚏，那时候，这句话还有另外一层含义：愿患者在去世前能实现他的最后一个愿望。

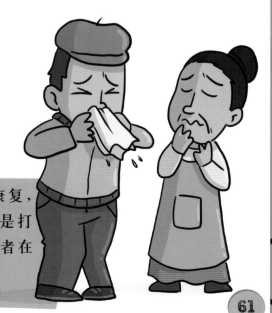

这些发明改变了我们的生活！

洗漱、整理仪表、戴上眼镜，这一切看起来稀松平常，但在以前可不是这样！

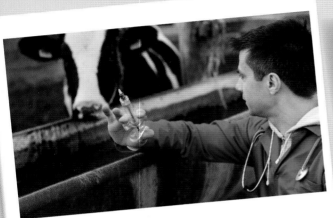

疫苗，真是太棒了！

18世纪末，英国医生爱德华·詹纳观察到，那些定期与得了牛痘的牛接触的农民并不会感染牛痘。接种疫苗的想法就此产生，将小剂量的病菌注入患者的体内，使得患者的身体学会如何抵抗这种病毒。疫苗这个词来源于拉丁语"Vacca"，就是"牛"的意思。

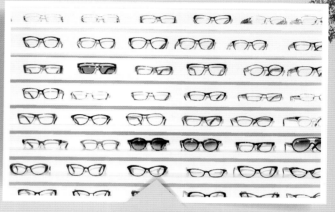

眼镜和隐形眼镜

第一副有两个眼镜架的眼镜出现在1746年。1887年，一位德国眼科医生发明了隐形眼镜。

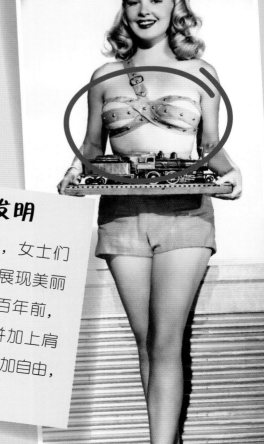

听诊器的发明

1817年，法国医生何内·雷奈克在为一位女患者听诊时，由于他不想将耳朵贴在患者的胸脯上，他将一张纸卷成筒状，用来听患者的心跳。他惊讶地发现，这样做可以将患者的心跳声听得更清楚。

女士胸罩的发明

几个世纪以来，女士们只能穿女士胸衣来展现美丽的身段。仅仅在一百年前，人们才简化胸衣，并加上肩带，这才使女性活动更加自由，释放她们的生活。

神奇的药物：阿司匹林

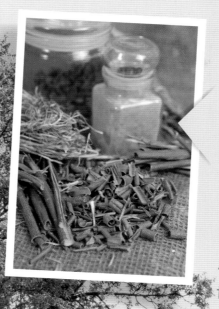

阿司匹林的主要活性物质来源于柳树的树皮。我们用阿司匹林来治疗发烧和头痛，它的功效在古代就已被发现，但直到1897年，一位德国化学家才将它制成药物。每年售出的阿司匹林药片高达1 500亿片，如今它是世界上用得最广泛的药物。

洗手能救命

在19世纪，医生注意到医院糟糕的卫生环境与病人的死有关联。在他们的建议下，人们马上对整个医院进行了清洁，并对医院的边边角角都进行消毒，随后，医院里的病人的死亡率惊人地下降了。

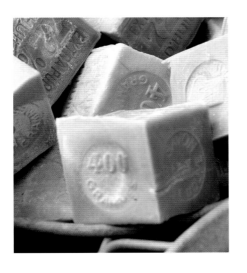

最初的肥皂

最初的肥皂配方很早就出现了，它和我们现在见到的肥皂很不一样：当时的肥皂用动物油脂和灰制成，味道可真不怎么样……

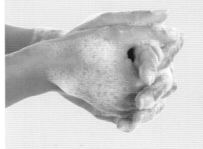

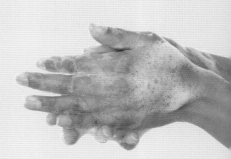

偶然发明的青霉素

1928年，亚历山大·弗莱明关上了他的实验室准备去度假，但他忘了他的培养皿里还培养着细菌。当他回来时，发现了一块"污染"青霉菌的菌落。有趣的是，这块菌落附近竟然没有细菌生长。他随即进一步研究，发现青霉菌分泌的一种物质能抑制细菌的生长，这种物质就是青霉素。1945年，他因为青霉素的发现获得了诺贝尔奖。

放心睡大觉

人类平均每天睡 8 个小时，也就是说我们人生的三分之一的时光是在床上度过的，因此，人生苦短，不容虚度。

白天和夜晚

我们随着昼夜交替有规律地生活，觉醒和睡眠等行为轮流交替有规律地进行，我们称之为昼夜节奏。当然，每个人对睡眠的需求都是不同的，随着年龄的增长，这种需求也会发生变化。刚出生的婴儿每天的睡眠时间长达16到19个小时，而一个成年人每天睡到8个小时就足够了。

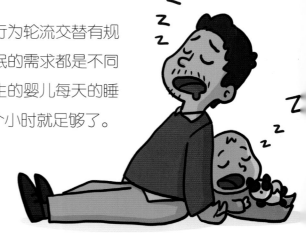

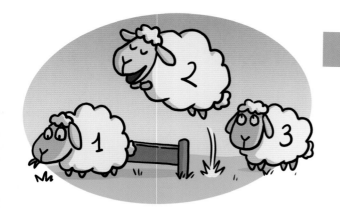

深度睡眠和浅度睡眠

随着对大脑运行方式更深入的研究，我们对于在睡梦中所发生的一切有了更深的了解。整个晚上，睡眠会以不同的方式进行，一般会有4到5个周期，分三个阶段交替进行：浅度睡眠，深度睡眠以及快波睡眠（此时就是我们做梦的时候）。

梦的国度

在古代，人们相信梦是上帝传递的信息，即使在现在，梦的原理仍显得十分神秘。我们仅知道，梦有很大程度受到人们白天所经历的事情的影响。

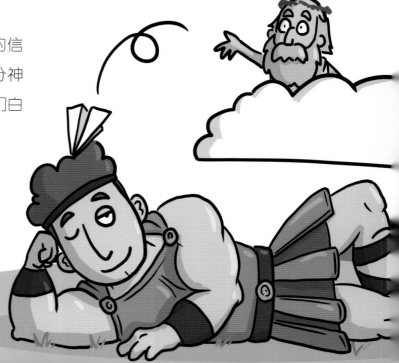

像一只旱獭一样

当我们睡觉时，身体仍会活动，但仅仅是一些小动作。当熟睡时，我们的心跳速度会放缓，体温也会降低，所以睡觉时需要保暖。

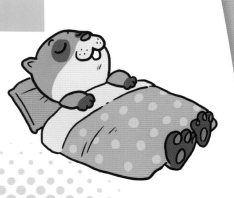

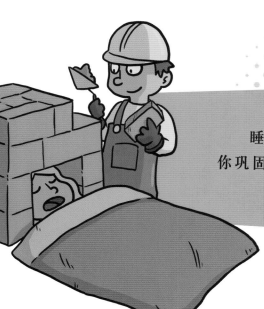

你知道吗？

睡觉对你的记忆十分重要，它会帮助你巩固白天所学的知识。

梦游者

有的人，当他们熟睡的时候，会睁着眼睛走路或说话，我们称这种人为梦游者。这种情况经常发生在他们感到巨大压力的时候，随后，他们会忘记所发生的一切。

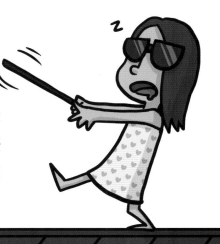

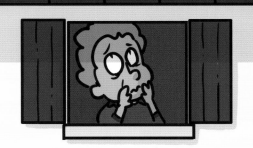

另一种梦境

一些一出生就是盲人的人无法梦见画面，但他们的梦境会充满着声音、气味和其他感觉。

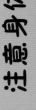

好好吃饭!

呼吸、走路、思考甚至睡觉,为了完成这些活动,我们的身体需要能量,而我们能从食物中获取能量。

人类是杂食动物

杂食动物通过摄入动物和植物两种食物来满足营养需要。但由于这两种食物都不能单独满足身体的需求,我们得通过吃各类食物来保证营养的全面均衡。这就是我们所说的"营养均衡"。

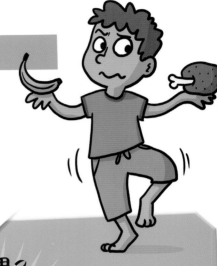

- 卡路里? -

卡路里是用来计算我们所吃的食物中所含的能量的单位,100克的米饭含110卡路里,100克的猪肉所含的卡路里高达290!一个10岁的孩子每天需要摄取含**2 200多卡路里**的食物。

各有不同

每种食物对我们的身体有不同的作用。

▶ 水果和蔬菜给身体提供维生素和无机盐,以确保身体的正常发育和生命活动的正常进行。

▶ 奶制品富含钙以及动物蛋白。蛋白质可以帮助我们强身健体,是我们的肌肉组织的重要组成成分。

▶ 糖类和脂肪,这两类营养物质主要存在于谷类和油类的食物中,给予身体运转必要的能量。

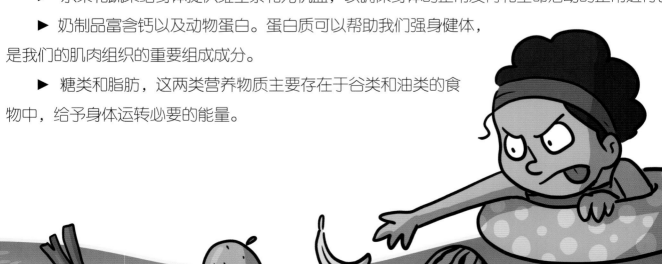

为什么每天要吃 超过5种的水果和蔬菜?

水果和蔬菜中富含了多种对人体健康有好处的营养元素,比如无机盐、食物纤维和维生素……食用5种水果或蔬菜可以保证我们能吸收到身体一天所必需的各种营养物质。

胃中的存留物

富含蛋白质、糖类和脂肪的食物很难被消化,它们会在胃里停留长达4个小时,相反,富含纤维的食物在胃里仅停留半小时。

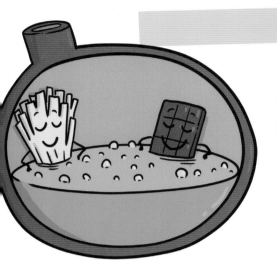

心脏有问题 或是胃痛?

每当吃得过多或是吞下很烫的东西时,我们可能会感到恶心想吐,不过心脏在体内什么都感受不到,胃就遭罪了。它会拒绝所吞咽下的食物,并且收缩,使得吞下去的食物重回嘴巴里,然后呕吐!如果是肠子发生收缩的话,则会使我们排泄出食物残渣,也就是腹泻。

-多喝水-

为了让肾可以正常工作,每天都要多喝水:平均每天要喝8杯水。

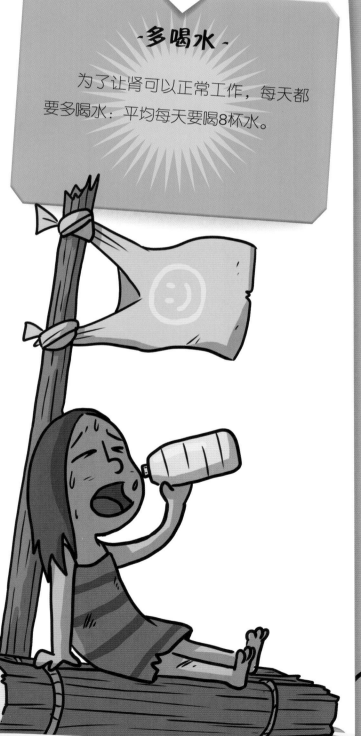

运动！

　　骑车远行，一头扎进游泳池，做这些体育运动的人或被称为奥运冠军。运动的好处多多，我们要定期参加体育锻炼。

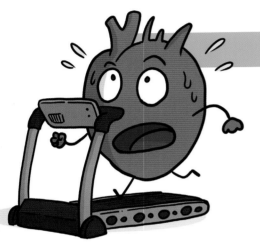

运动，对身体真的有好处吗？

　　这是当然的。为什么？原因很简单，当我们运动时，体内的肌肉也会动起来，我们的心脏会跳得更快，血液加速在体内循环，并且运动能使我们更耐疲劳，更能促进免疫系统帮助我们抵御疾病。

运动对大脑也有好处吗？

　　当然。虽然运动不会使烦扰我们的东西消失，但当我们的肌肉在活动时，我们的大脑可以休息片刻，从而使我们的压力得到释放。

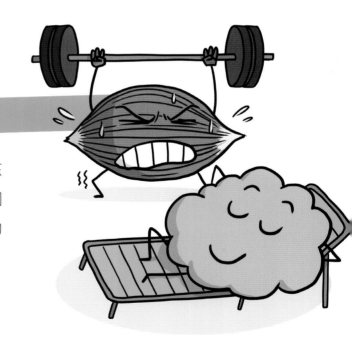

荷尔蒙

　　每天进行15到30分钟的体育锻炼，比如慢走或游泳，我们的身体会释放一些激素，比如内啡肽和多巴胺。这些激素能使我们感到轻松、愉快，当我们跑步时，内啡肽的分泌量是平时的五倍。

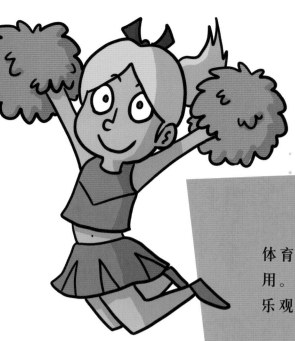

你知道吗？

我们每周只要保持3次20分钟左右的体育锻炼，就能对大脑起到很好的调节作用。总而言之，锻炼会让我们更加快乐和乐观。

运动员
独爱面食！

作为运动员，他们需要能提供大量能量的食物，尤其是可以为他们提供保持长时间体力的食物，比如含有大量碳水化合物的面食。许多运动员倾向于在比赛前吃一些意大利面。

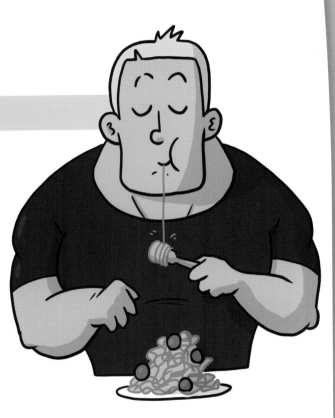

燃烧的卡路里

食物中所含的能量以卡路里计算。对于一个10岁左右孩子来说，每天要摄取含1700到2500卡路里能量的食物。但在我们吃得很饱时，需要消耗一些卡路里。不过这并不容易，比如我们需要行走1小时才能消耗1汤匙蛋黄酱所含的热量。

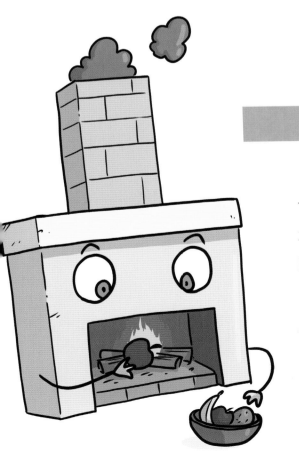

非常干净！

洗浴、清洁牙齿、洗手，这些简单的动作可以帮你预防疾病并保持健康。

为什么不洗浴的话我们会觉得不舒服？

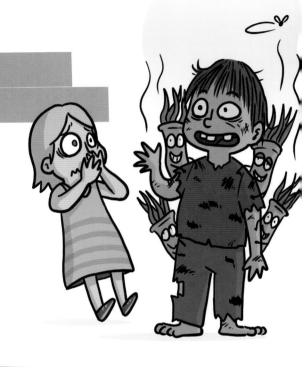

我们全身上下有200万到400万个汗腺，它们会分泌汗液，但这并不是全部。我们身上所带的成千上万的细菌会与我们的汗液混合在一起，使我们散发难闻的味道。洗澡会冲走这些汗液和细菌，使我们感到舒适，这对我们和他人都很重要！

刷牙

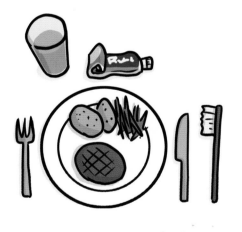

按时刷牙很重要！我们每天至少要刷两次牙，这样能让我们拥有一口漂亮的白牙和清新的口气。不仅如此，如果我们忘了刷牙，存在于牙齿表面的牙斑菌会摄入食物或唾液中的糖分产生一种酸性物质。这种物质会伤害我们的牙齿，造成龋齿。

你知道吗？

在古代，人们就已经掌握了大量的卫生常识，这都是因为一个希腊的健康女神。她是医神阿斯克勒庇俄斯的女儿——阿克索。

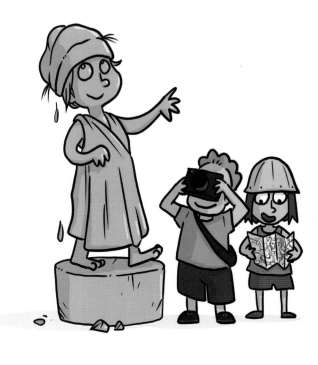

狙击微生物

每天，我们都会接触到各种各样的东西，因此也会接触或传播大量微生物。为了尽量减少它们的传播，我们需要经常洗手，尤其是在吃饭前和上完厕所之后。另外经常给房间通风也很重要。

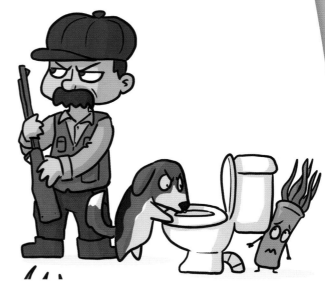

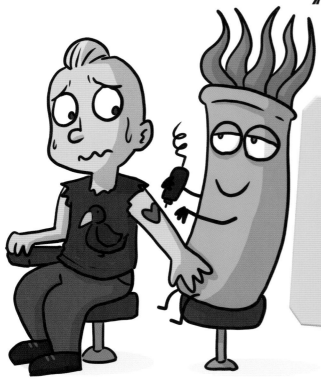

- 注意！-

穿孔？文身？

这必须要由专业人员操作并使用无菌的工具。

路易十四其实
不是很爱干净！

在公元15世纪，法国的人们其实很少洗澡，尤其是在路易十四时期，人们养成了这个坏习惯。因为在那个时代，人们怀疑水是各种传染病的媒介，大家更倾向于使用香水来掩盖身上的难闻气味。在随后的两个世纪里，水依然背着这个糟糕的名声，根据人们的估计，在1850年，大部分法国人平均每隔两年才洗一次澡！

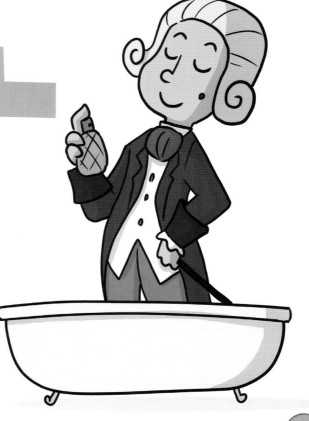

不同国家的身体文化

自史前文明以来，人们一直热衷于改造自己的身体，有些传统延续到了今日。甚至还有一些新玩法出现，人们对舌头、脚和耳朵都有过改造。

他们在耳朵、舌头、眉毛上都穿上洞，包括打耳钉或切开一部分皮肤在里面放上一些小玩意或是小首饰。

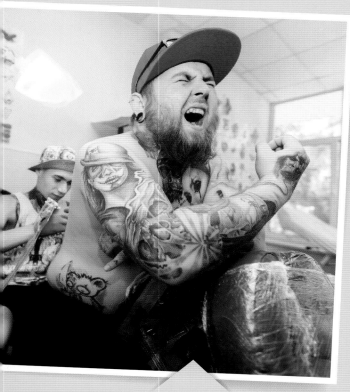

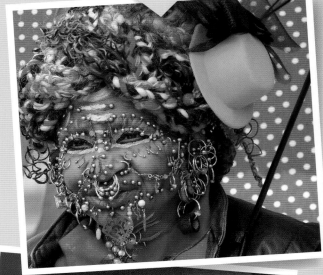

人类第一次文身可以追溯到7 500年前，人们运用彩色的涂料在皮肤上作画，当然，从史前到现在，人们的文身技术有了大大的提高。

皮肤黝黑的人们经常在皮肤上划一个口子而留下伤疤，因为文身在他们身上看不出来，这些自愿划上去的伤痕会形成图案或是花纹。

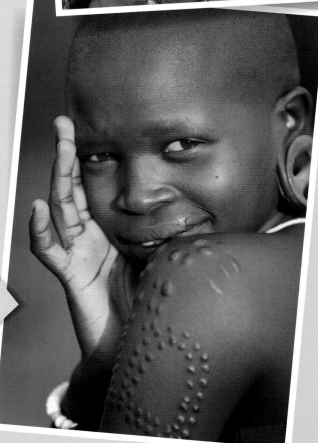

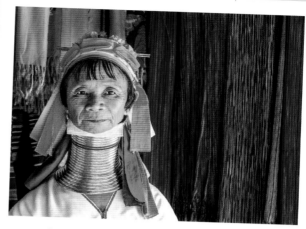

在缅甸及非洲的一些地区，一些部落的女人会过分拉长她们的脖子，并不断在脖子上套上圆环。这些"长颈鹿女人"脖子上的圆环有时重达25千克。

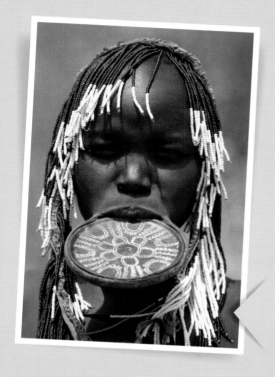

在上嘴唇或下嘴唇里塞入一些木头或羽毛做的小物件，有时是圆盘，这样的习俗在世界各地都有。

美丽的微笑

长期以来，牙齿在一些文化中都是人们改造的重点对象。比如在亚洲，有的人把牙齿磨得很尖，以代替尖锐的石头，或者给牙齿涂上颜色。

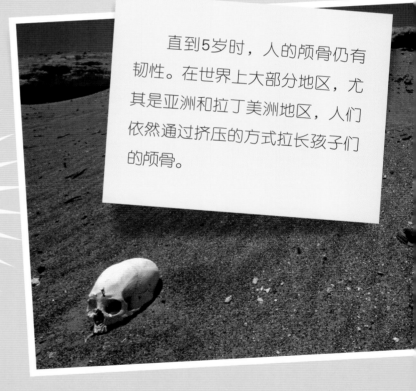

直到5岁时，人的颅骨仍有韧性。在世界上大部分地区，尤其是亚洲和拉丁美洲地区，人们依然通过挤压的方式拉长孩子们的颅骨。

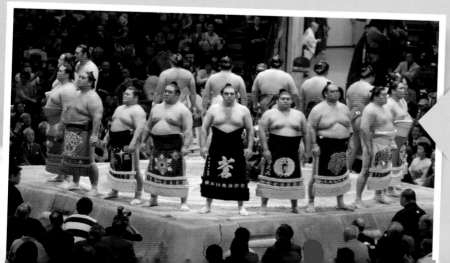

自愿变胖也是对身体改造的一种方式，比如日本的相扑选手，他们的体重有时可达280千克。

怀胎九月

世界上大约每秒就会有 5 个新生命诞生，他们在妈妈的肚子里待了九个月，就是为这一刻做准备。

小宝宝是从哪里来的？

每个生命都是来源于男人的精子与女人的卵子的邂逅，它们在妈妈的肚子里结合，形成受精卵。受精卵形成后会很快进行自我分裂，成为两个细胞，随后，这两个细胞会继续分裂，最后这些细胞不断变多，并分化出不同的细胞来形成身体的各个器官，器官不断发育成熟，九个月后，孩子诞生。

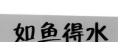

如鱼得水

在妈妈的肚子里时，胎儿会待在一个封闭且充满液体的"袋子"里，来自母亲提供的养分以及氧气通过与胎盘相连的脐带传给胎儿。

婴儿出生前的
几个重要阶段

▶ **两个月时，**他仍然只是一个胚胎，仅有一个核桃般大小，但是耳朵以及四肢的指头已经初具模样。

▶ **三个月时，**就可以称之为胎儿了，他看起来像一个迷你婴儿，仅有6到7厘米长。

▶ **五个月时，**头发开始生长，并且他可以在妈妈肚子里活动手脚并吮吸拇指了。

▶ **六个月时，**他的重量大约有1千克，尽管他每天会睡上18个小时，但是他可以听见外界的声音了。

▶ **七个月时，**他睁开了眼睛，并且开始感到妈妈肚子里有些狭窄了，所以他会经常玩自己的手和脚。

▶ **八个月时，**他准备好了！他仅仅需要再长大一些，尽管妈妈的肚子里已没有足够的空间了。最后，他会挑一个好日子，调整自己的位置，使头朝下，钻出妈妈的肚子！

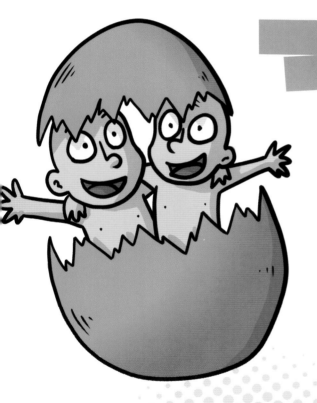

双胞胎，
或者更多……

有时候，会有两个小宝宝同时在妈妈的肚子里长大，如果……

他们来自于同一个受精卵，则他们是同卵双胞胎。

他们来自于不同的受精卵（正常情况下，女性每次排卵只会排出1个卵子，但有时由于某种原因会同时排出2个卵子并同时受精），则他们是异卵双胞胎。

你知道吗？

尽管这非常少见，有的妈妈能同时怀上好几个孩子，世界纪录是15个！

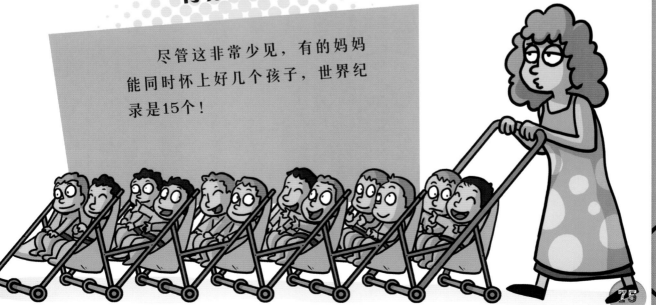

妈妈的鼻子，爸爸的耳朵？

孩子们通常都长得像他的父母或是其家庭成员，这是为什么呢？

所有的奥秘 都在染色体里

在我们身体中有成千上万个细胞，每个细胞的细胞核都有46条染色体。就是这些染色体决定了我们外表的各个特征，比如我们的皮肤、眼睛或头发的颜色，以及我们的身高、体重或耳朵的形状。并且，是父母的染色体决定未来宝宝的性别。

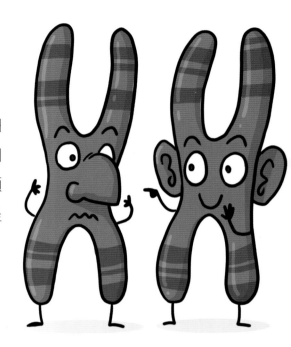

关于颜色的问题

不是所有人的眼睛的颜色都是一样的，为什么有的人的眼睛是蓝色的，有的人的眼睛是绿色或棕色？你眼睛的颜色取决于你父母或你祖父母眼睛的颜色。如果你的父母都是蓝眼睛，毫无疑问，你的眼睛的颜色也是蓝色。但如果你的妈妈的眼睛是栗色，而爸爸的眼睛是蓝色，那么你的眼睛经常表现出来的可能是栗色，因为栗色是决定眼睛颜色基因经常表现出来的颜色。

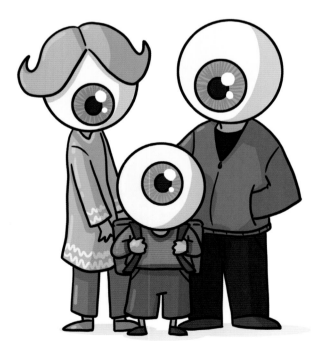

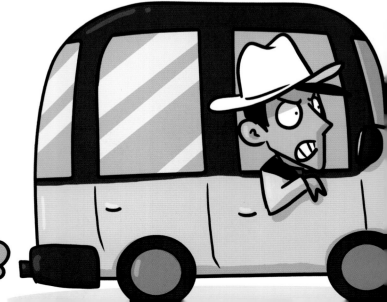

右还是左?

我们的大脑的两个部分各控制着与其相反的半边身体。通常来说，右撇子的左脑更发达，而左撇子的右脑更发达。如今与此相关的研究仍有很多，许多科学家都认为一个人是左撇子还是右撇子很大程度是由遗传基因决定的。

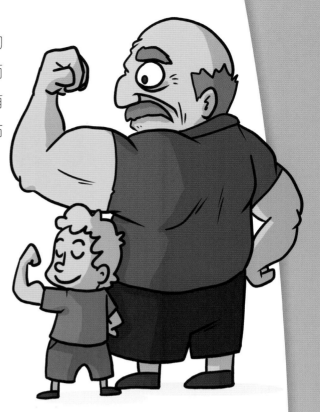

遗传病

有的遗传病十分严重，比如，会导致肌肉逐渐萎缩的肌病。如果父母没有注意到他们本身就是遗传病基因携带者的话，这种病就很可能会遗传给他们的孩子。

你知道吗?

色盲也是一种遗传病，色盲患者无法正确辨认颜色，尤其是会混淆红色和绿色。如果父母都不是色盲患者，所生子女中，只有男孩有患色盲的可能，并且在这种情况下，儿子的色盲基因是从母亲那里遗传来的，尽管她本身并不是色盲。

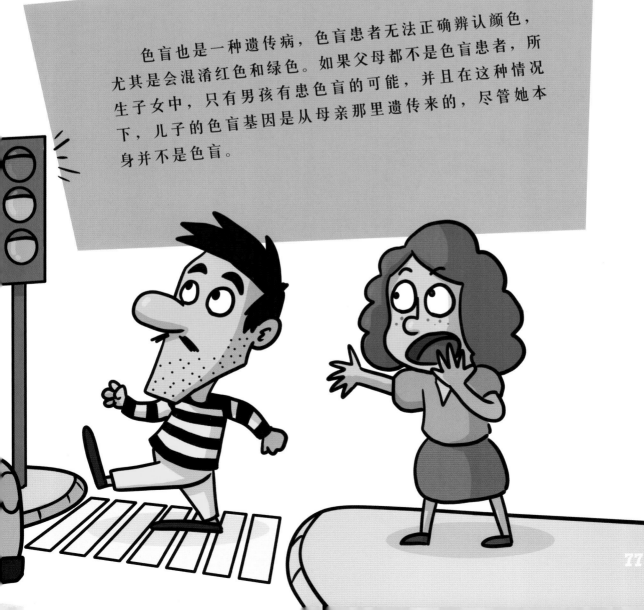

人生第一步

九个月的时间转瞬而逝，小宝宝最终会降临人世，一段全新的旅途即将展开。

这是个大日子！

当小宝宝降临的时刻到来时，准妈妈会感到一阵痉挛，这种力量会将小宝宝推出身体，助产士和医生会帮助产妇分娩。对于一个刚刚接触新鲜空气的小宝宝来说，所要做的第一件事就是大声哭出来：这是他第一次呼吸。

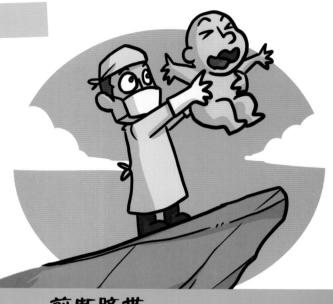

剪断脐带

多亏了脐带，小宝宝才能在妈妈的肚子里吸收到充分的养料。宝宝出生后，必须把这条脐带剪断，这会给他留下一个小伤疤：肚脐眼。

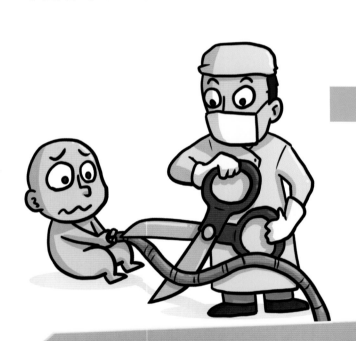

不可置信！

当小宝宝从母亲的肚子里钻出来时，他们就有爬向母亲的胸口去汲取营养的意识，学习吸奶对他们来说毫无困难，也就是说他们会无师自通！

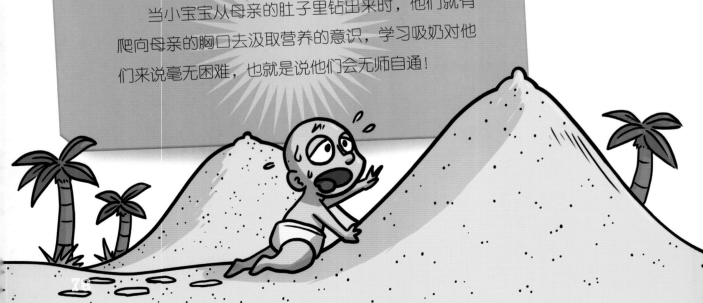

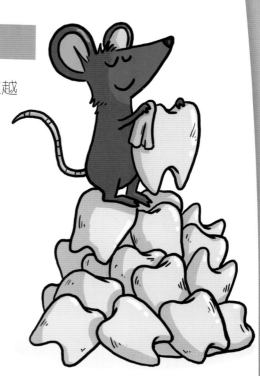

忙着长大！

一岁前，小宝宝会迅速成长，很快他们就会生长至刚出生时的两倍大，三倍重。随后，直到青少年时期，这种成长会一直继续，但是速度会稍微放缓。到成年时，他的脑容量会增大两倍，身躯是原来的三倍，腿长是原来的五倍。

来自世界的挑战

成长，并不单单指个头的长高，还意味着学会做越来越多的事。

- ▶ **三个月时，**能够抬起头和肩膀。
- ▶ **九个月时，**学会坐。
- ▶ **一岁左右，**迈出人生第一步。
- ▶ **两岁左右，**开始说话。
- ▶ **快三岁时，**独自穿衣，画画，跑步，跳跃。

你知道吗？

在我们的一生中，我们会经历两次换牙。
- ▶ 20颗乳牙在6个月到3岁之间长齐。
- ▶ 随后，在6到12岁之间，这些乳牙逐渐脱落，将位置留给恒牙，恒牙的数量更多。

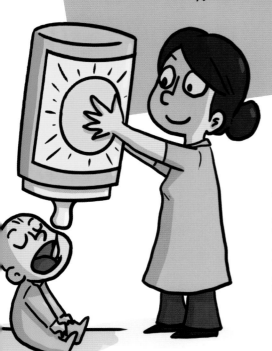

维生素D很重要

借助阳光，我们的身体能产生维生素D。但是作为一个婴儿，他的皮肤过于娇嫩而不能过度晒太阳，此时，医生会给你一些维生素D口服液。因为维生素D对骨骼的生长有重要作用，可预防佝偻病，所以，它对孩子的成长十分重要。

青少年 "使用说明"

比孩子大，却还不是一个成年人，青春期可是一段麻烦的时光。

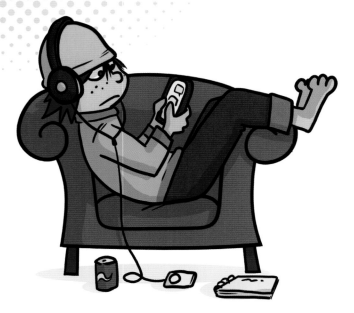

荷尔蒙 开始工作

在我们一生中，荷尔蒙对人体十分重要。在青少年时期，这类化学信号大量释放在血液里，促使身体开始发育。

变声期

喉咙、声带和嘴巴都会长大，青春期的男孩会发现他们在唱歌或说话的时候嗓音变得低沉，在嗓音完全稳定下来之前，这种"破嗓子"现象会经常出现。而对于女孩子来说，这种现象也会出现，但是并不明显，有时在没有察觉的时候就已经发生了。

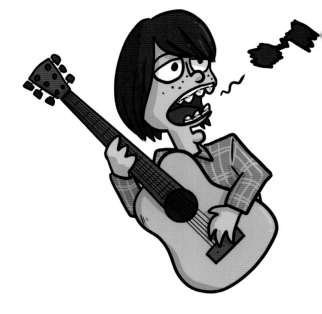

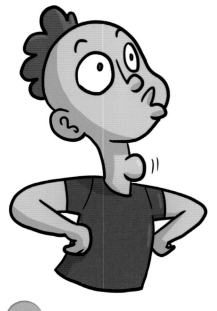

喉结

不，这并不是什么水果卡在了喉咙里，这仅仅是脖子上的一块用来保护声带和喉咙的软骨。男孩和女孩都有喉结，但是只有男孩的喉结在青春期时会显现出来，并且很明显。

正在建造的工厂

青春期是发生巨大变化的时期。

▶ **对于女孩来说，**她们在**10到12岁**时进入青春期，胸部开始发育，私处的毛发开始生长。

▶ **对于男孩来说，**他们进入青春期的时间较晚一些，因为他们的身体在**12到14岁**时才开始发生变化，他们的阴茎和睾丸也会变大，后者会产生精子。

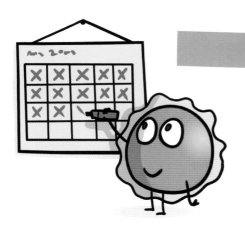

月经的来临

这是每个女孩子人生中最重要的一个阶段。自此以后，每个月她们的卵巢都会排出一个卵子，排出的卵子如果没有受精，会随着子宫内膜碎片连同血液一起排出体外。

在大脑里 也有一场革命

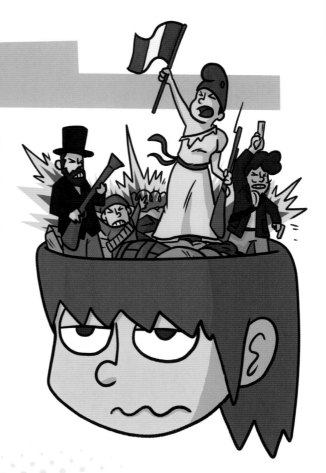

在青少年时期，荷尔蒙会影响我们的情绪和心境，我们会想要更加独立。尽管这个时期经常会有冲突发生，尤其是和家人的矛盾渐多，但是，这也是人生中最热烈的时光，它为你的未来奠定基础。

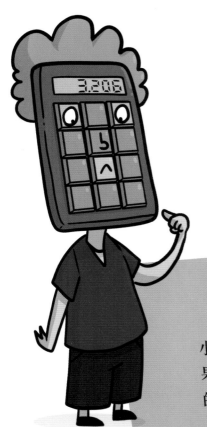

你知道吗？

在青少年时期，我们的脸上会冒出许多小疙瘩，这些讨人厌的粉刺会很快消失。如果我们能少吃糖，每天多喝水，并保证充足的睡眠的话，这种情况能更快缓解。

在人的一生中，身体都在不停地变化

二十岁左右时，身体停止生长，成年以后，身体开始慢慢变老。

身体逐渐在变化……

随着时间的流逝，我们的身体产生新细胞的速度会变慢，肌肉变得不再有耐力，骨头变硬，皮肤开始松弛，皱纹逐渐浮在脸上，这就是衰老……

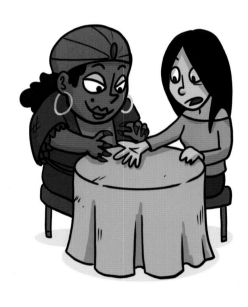

平均寿命

在欧洲，男性的平均寿命为85岁。尽管欧洲出生的男孩数量比女孩多，但是女性人口还是更多。

白头发？为什么？

不管我们的头发是金色、棕色还是黑色，我们的头发有颜色都是因为头发里的一种物质——黑色素。当人变老时，这种物质也会减少，因此，头发就会变成白色。

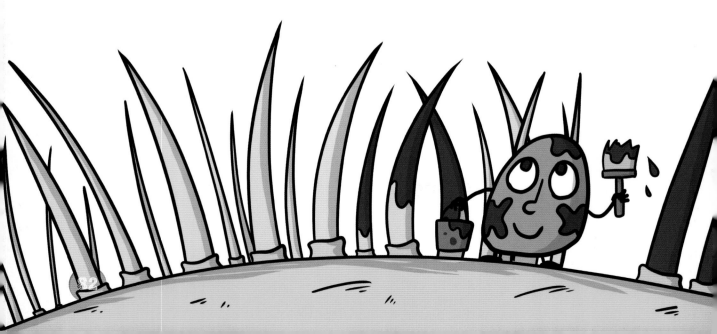

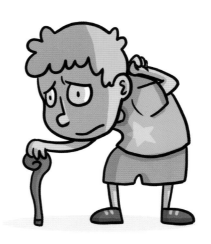

你知道吗？

18世纪的时候，欧洲人的平均寿命只有30岁，而两个世纪后，就已经增长到50岁。

日本冲绳群岛，长寿之岛

冲绳群岛是世界上百岁老人人口比率最高的地方，每十万人中约有33位百岁老人，为什么会这样？他们的长寿秘诀是：健康的饮食，多吃蔬菜，而且，直到去世前，他们还在劳作。

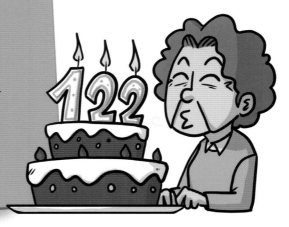

- 最长寿的人 -

根据科学家估计，人类的最高寿命为 **120岁**，而珍妮·卡门的岁数则超过了这个数字，这位法国女士活了122岁。

需要帮助

一些上了年纪的老人不能独自生活，需要有人照顾他们的日常起居：帮助他们上厕所，为他们准备饭菜，喂他们吃饭，打扫房间……有时候他们会失忆，感觉一下子失去了生命中的那些时光。当他们不能独自在家生活时，还可以选择去养老院生活。

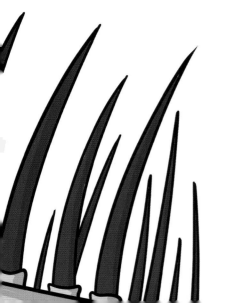

克罗马农人，你是谁？

150 000 年前，他们出现在非洲，这种智人爱好走动，在 40 000 年前，分散到了亚洲和欧洲。

克罗马农人——欧洲人的祖先。

他们十分强壮

在40 000年前，克罗马农人拥有着强壮的肌肉，身形修长，这种身材有利于持久地跑步。有研究估计，他们甚至会打败我们的马拉松世界冠军。

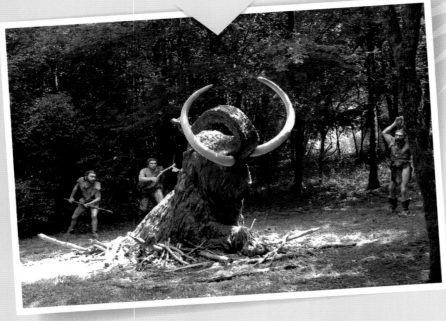

那么他们的大脑呢？

令人震惊！克罗马农人的大脑比我们的大15%到20%，但这并不说明他们比我们更聪明，因为大脑的大小并不决定智商的高低。

克罗马农人的脸

他们的脸毫无疑问与我们的脸有很大的不同，根据我们所找到的颅骨的修复情况来看，克罗马农人有着高额头以及小鼻子，没有眉骨，颧骨凸出。

克罗马农人，他们是巨人吗？

不可置信！40 000年前的克罗马农人比我们的身材高大许多，他们的平均身高为183厘米，远超过如今的175厘米。

随后身材逐渐变小……

30 000年后，与旧石器时代的祖先相比，克罗马农人的身材小了许多，矮了近20厘米。这种身形变化是由天气变化导致的食物减少而形成的。

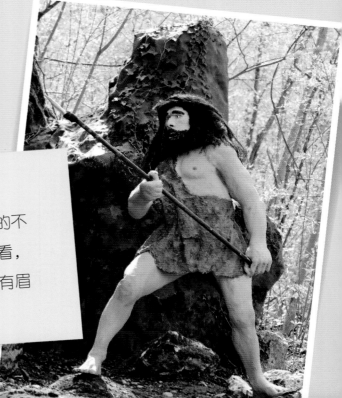

皮肤的颜色

虽然科学家提取到了克罗马农人的DNA样本，但是要证实他们的皮肤的颜色还是很困难。但是公认的一点是：这些40 000年前生活在欧洲的人的皮肤比现在欧洲人的皮肤颜色深。

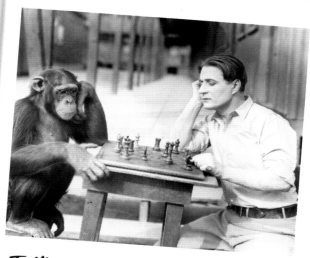

毛发

我们更远的祖先——古猿，一种现在已经消失的物种，它们身上有着美丽且浓密的毛发。但克罗马农人身上的毛发并不比我们多。

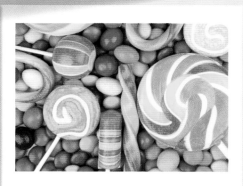

难以置信！

克罗马农人并不会长龋齿，因为他们不吃糖，但这并不能说明他们的牙齿没有其他毛病。

人均寿命

克罗马农人绝不可能活过35岁，也就是说他们的平均寿命跟18世纪的欧洲人差不多。

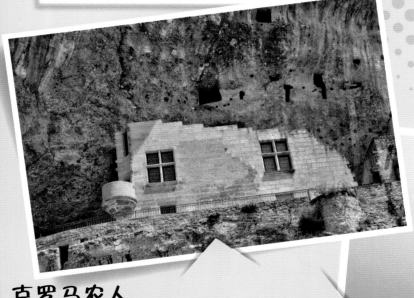

克罗马农人，多么奇怪的名字！

这种叫法源于一个地名。19世纪时，在一个名叫亿斯德塔亚克的小镇上的克罗马农山上的一个洞穴中发现了5具人类化石。它们属于28 000年前的史前文明，并且在这里还发现了大量穴居人居住过的洞穴。

身体受到越来越好的照顾

近 100 年来，医学的进步延长了人类的平均寿命，而医学的脚步还没有停下。

核磁共振可以看清你的身体内部

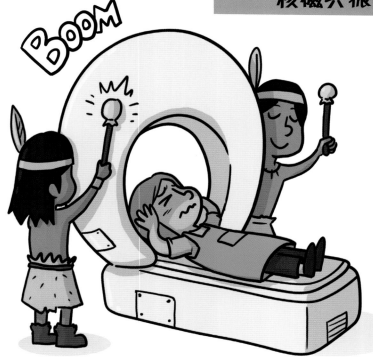

CT机以及核磁共振仪（利用核磁共振拍摄影像），将人身体内部的情况用2D或3D图片展现出来。做核磁共振时，患者要躺在一张移动的床上，将患者推入机器中。

心脏的 杂音

当一个医生给一个病人做心音图时，他会在病人的胸膛上放上一些小小的传感器，旁边的一台机器用波浪的形状在屏幕上或纸上模拟出你心脏的杂音。这种检查可以分析你的心脏活动是正常，还是不规律。

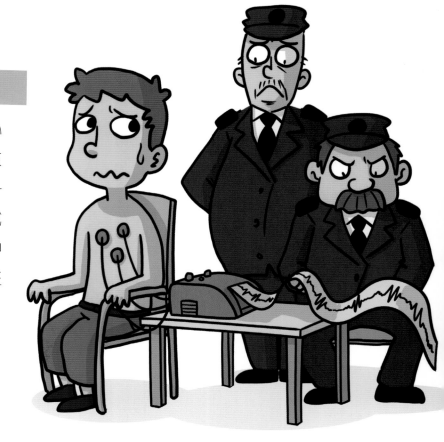

小宝宝也没有小秘密了

60多年来，母亲可以通过B超检查观察到腹中胎儿的生长情况。通过这种方式，我们还可以在孩子出生之前就知道他们的性别。

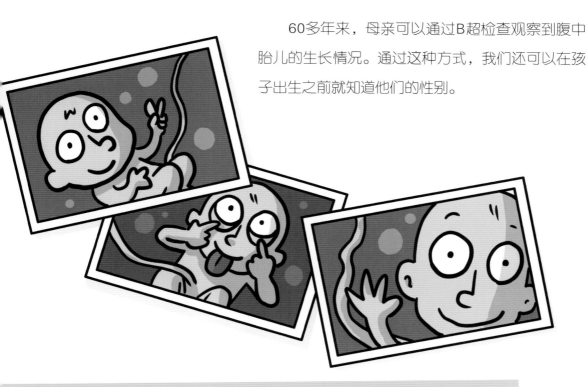

换肾

1954年，第一例换肾手术在美国波士顿进行，这在当时可是一个大事件。而如今，在中国，每年都有超过5000例的肾脏移植手术。肾脏是被移植得最多的器官，但它不是唯一可以被移植的器官，心脏、肺、皮肤和肝脏都可以被移植。

你知道吗？

腿断了？手腕扭伤了？如今，X光技术被频繁用于检查这类患者的受伤情况。世界上第一例X光检查是在1895年。威廉·康拉德·伦琴发明了X光技术，并用于观察一位女士的手。随后几年，第一家X光实验室建立，使得医学向前迈进了一大步。因为这项先进的发明，这位德国科学家获得了1901年的诺贝尔物理学奖。

服务人类的机器和机器人

"更精准地预测，更有效地治疗，更完善地准备" 这是未来医学的目标，医学未来将在生物领域、信息科技领域和电气领域占有一席之地。

制造皮肤和其他器官

一些科研工作者已经研制出一种打印机，通过人体的活性细胞打印人的皮肤，这种科技被称为"生物打印"。这种打印机也可以打印人体器官。未来，不需要器官捐献者，就可以移植肾脏或肝脏了。

温度计该去博物馆啦

温度计毫无疑问将最早被医疗芯片所取代。这种芯片不会比一张邮票大多少，但可以向我们提供精准的生理信息：血压、体温和呼吸速率等。

· 智能厕所 ·

日本人已经发明了一种马桶，当你坐下时，测量你的体重、血压，并分析尿液。在未来，当你小便或大便时，它甚至可以提供完整的体检数据。

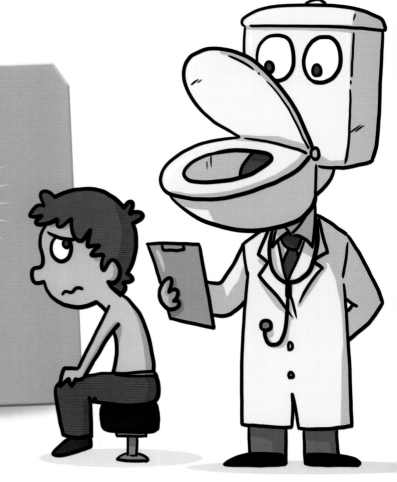

你知道吗？

人造肌肉

全世界的科学家都在研究人造肌肉，尽管这些研究仍停留在实验阶段。但是一家美国实验室已经成功研制出比人类肌肉强壮1 000倍的人造肌肉。不过在塑造英雄之前，这项技术将用于帮助残疾人。

仿生眼

又一个重要的第一次！一只仿生眼被移植进了一位眼疾患者的眼眶中。这给那些患有眼疾的人打了一针强心剂。在未来，由于这一科技的发展，失明的人可以重新找到光明。

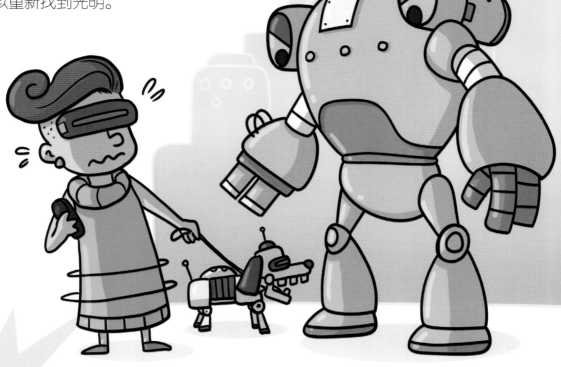

注意！有危险！

科学已向前迈了一大步，但有时科技发展也会给人类带来威胁。为了避免科学走歪路，哲学家、历史学家、医生、科学家以及政客们都在不断思考这个问题。我们把对这一问题进行研究的学科称为生物伦理学。

医学的发展历程

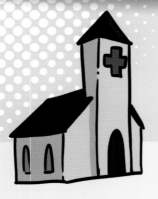

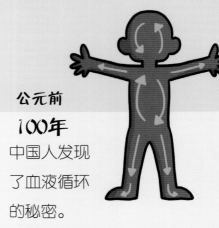

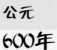
公元
600年
教会组织建造了最初的医院。

公元前
100年
中国人发现了血液循环的秘密。

1099年
一位名叫伊本·西纳的波斯医生，将所有的希腊和阿拉伯医学知识写进了5本书里，这些书一直使用到了19世纪。

1289年
在意大利，人们发明了第一副眼镜。

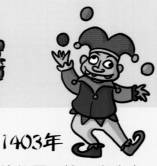

1403年
伦敦开了第一家疯人院，但是他们只将精神病患者关起来，并不给他们治疗。

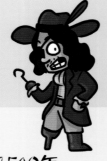

1540年
第一副假肢被用在了失去胳膊或失去腿的士兵身上。

1590年
第一架显微镜在荷兰被发明。

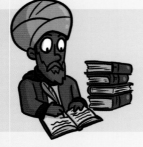

1928年
第一支抗生素——青霉素被发明。

1922年
两位法国医生发明了肺结核疫苗。

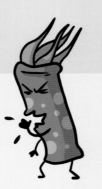

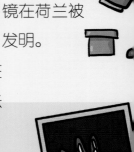

1895年
X光线的发现使人们能够拍摄身体内部的骨骼。

1954年
第一例肾脏移植手术成功。

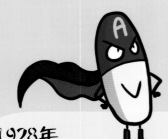

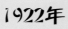

1956年
第一颗避孕药被发明出来。

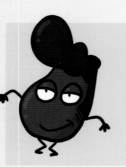

1967年
在南非，第一例心脏移植手术成功完成。

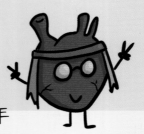

1973年
CT机能拍摄身体内部3D图像。

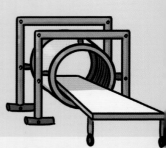

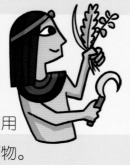

公元前 2500年

埃及大祭司用植物制作药物。

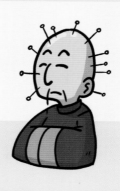

公元前 2000年

中国人发明针灸，用针扎人体的各穴位来治病。

公元前 1500年

人们用钳子、锯子、针甚至剪刀给病人动手术。

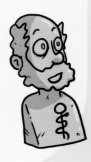

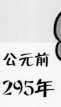

公元前 295年

希腊医生发现思想来自大脑，而不是身体。

公元前 350年

希腊人想要探寻人体的奥秘，他们开始解剖尸体。

公元前 360年

一位希腊医生希波克拉底告诉人们疾病并不是上帝给人的惩罚。他的学生们宣誓救助病人，这种宣誓沿用至今。

1596年

伽利略认为地球是圆的，并发明了温度计。

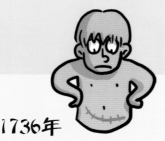

1736年

人们成功实施了第一例阑尾切除手术。

1770年

在法国，第一副假牙诞生。

1796年

人们发明了天花疫苗。

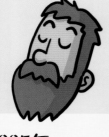

1885年

法国人路易·巴斯德发明了狂犬疫苗。

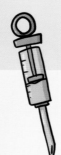

1853年

人们发明了打针用的注射器。

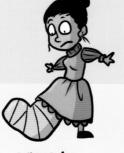

1852年

石膏第一次用来治疗骨折。

1842年

患者第一次在手术前因吸入乙醚而睡去。

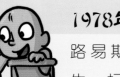

1978年

路易斯·布朗出生，标志着第一例试管婴儿成功。

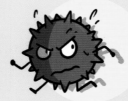

1983年

在法国，巴斯德研究所开发出了检测血液中是否含有艾滋病毒的检测方法。

2005年

第一例脸部移植手术成功。

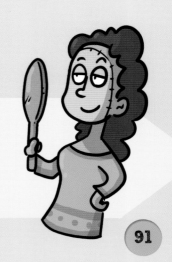

91

人类的身体

由功能不同的器官组成，并且形状各异，比如眼睛、耳朵、骨骼，当然，皮肤也是器官！

重要器官

人体若缺少这些器官，就无法生存。

· 大脑
· 心脏、肝脏、肾脏、肺、胰脏

与生殖相关的器官

使得人类可以繁衍后代，男性与女性的生殖器官不同。

骨骼

人体一共有206块骨头。它们通过关节互相连接，使人能做各种活动，比如跳跃、走动或转身。

神经系统

脑
大脑指挥所有神经系统。

脊髓
传递大脑与身体之间的信息。

神经
给大脑传递信号并控制肌肉。

身体内部

| 颅骨 |
| 锁骨 |
| 肩胛骨 |
| 肘关节 |
| 胸骨 |
| 肱骨 |
| 桡骨 |
| 肋骨 |
| 尺骨 |
| 脊椎 |
| 腕骨 |
| 掌骨 |
| 指骨 |
| 股骨 |
| 髌骨 |
| 腓骨 |
| 胫骨 |
| 趾骨 |

骨架

结构图

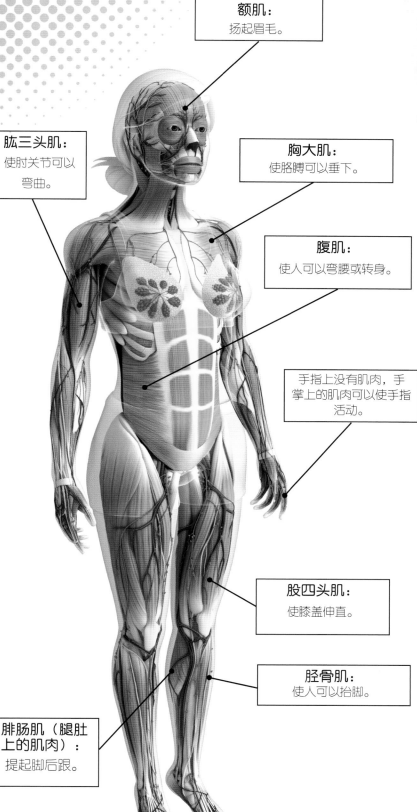

额肌：
扬起眉毛。

肱三头肌：
使肘关节可以弯曲。

胸大肌：
使胳膊可以垂下。

腹肌：
使人可以弯腰或转身。

手指上没有肌肉，手掌上的肌肉可以使手指活动。

股四头肌：
使膝盖伸直。

胫骨肌：
使人可以抬脚。

腓肠肌（腿肚上的肌肉）：
提起脚后跟。

肌肉系统

肌肉
一共有三种类型的肌肉：

心肌
使心脏跳动。

平滑肌
形成平滑层，使得各器官内壁自动连接起来（消化内壁、支气管、动脉等）。

横纹肌
是骨架上的肌肉，与骨头相连或在骨头中间。

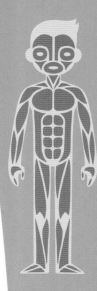

循环系统

心脏
使得血液通过血管在全身循环。（静脉、动脉、毛细血管）

动脉（红线）
大多数运输富含氧和养分的血液。

静脉（蓝线）
大多数运输含氧量低且携带身体代谢废物的血液，使它们流回心脏。

毛细血管
连接静脉与动脉。

注：肺动脉将含氧量低的血液运到肺，肺静脉把含氧量高的血液从肺运回心脏。

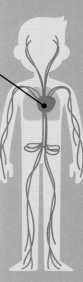

消化系统

食道
将食物运往胃部。

胃
将食物消化成糊状。这类糊状物将继续下行。

小肠
在此处，食物被完全消化，对身体有用的部分通过小肠壁进入血液，剩下的将继续它们的路程。

大肠
接受无用的食物残渣，并将其送入直肠。

肝脏
分泌胆汁，调节蛋白质、脂肪和糖类的新陈代谢等。

Direction de la publication : Carine Girac-Marinier
Direction éditoriale : Florence Pierron-Boursot
Édition : Magali Corbel
Responsable artistique : Laurent Carré
Mise en pages : Ipokamp
Fabrication : Rebecca Dubois

图书在版编目（CIP）数据

人体 /（法）安妮·罗耶文；（法）朱利安·阿基塔图；冯文婷译. — 长沙：湖南少年儿童出版社，2018.9
（拉鲁斯奇趣大百科）
ISBN 978-7-5562-3974-0

Ⅰ. ①人… Ⅱ. ①安… ②朱… ③冯… Ⅲ. ①人体 – 儿童读物 Ⅳ. ①R32-49

中国版本图书馆CIP数据核字（2018）第182215号

Original title: *LE TRES GRAND LIVRE DU CORPS HUMAIN*
Copyrigh © Larousse 2016
21, rue du Montparnasse – 75006 Paris
Text © Anne Royer
Illustration © Julien Akita
Simplified Chinese translation © 2018 Hunan Juvenile & Children's Publishing House Co., Ltd.
Simplified Chinese edition arranged through Dakai Agency Limited
All rights reserved.

Lalusi Qiqu Dabaike · Renti
拉鲁斯奇趣大百科·人体

总 策 划：周　霞　　　　策划编辑：刘艳彬
责任编辑：钟小艳　　　　封面设计：李星昱
版式排版：雅意文化　　　质量总监：阳　梅

出 版 人：胡　坚
出版发行：湖南少年儿童出版社
地　　址：湖南省长沙市晚报大道89号　　邮　　编：410016
电　　话：0731-82196340　82196334（销售部）0731-82196313（总编室）
传　　真：0731-82199308（销售部）0731-82196330（综合管理部）

经　　销：新华书店
常年法律顾问：北京长安律师事务所长沙分所　　张晓军律师
印　　刷：深圳当纳利印刷有限公司
开　　本：889 mm × 1194 mm 1/16　　印　　张：6
版　　次：2018年9月第1版　　　　　印　　次：2018年9月第1次印刷
书　　号：ISBN 978-7-5562-3974-0
定　　价：49.80元

更多 精彩好书

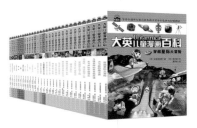

《大英儿童漫画百科》

世界三大百科全书之一，6-14岁儿童轻松学习十大知识体系。有趣的漫画故事，好玩的大英百科。

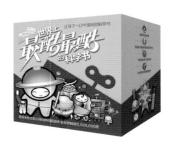

《世界上最酷最酷的科学书》（全19册）

英国麦克米伦出版公司经典科普品牌，全球畅销2500000册，激发幽默感和想象力。

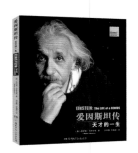

《爱因斯坦传：天才的一生》（插图典藏版）

《史蒂夫·乔布斯传》作者沃尔特·艾萨克森经典之作，诺贝尔奖获得者默里·盖尔曼力荐！近270张尘封照片还原历史真相。

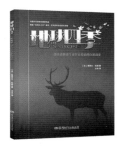

《地球四季》

"纪录片之父"雅克·贝汉同名电影改编，换位思考，体验自然平等，感悟生命价值。

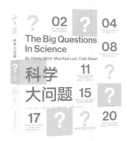

《科学大问题》

入选《环球科学》"科普童书榜"、爱阅童书100榜单。深度思考比埋头苦读更重要！

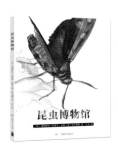

《昆虫博物馆》

超大幅面全彩手绘，从美的角度诠释昆虫与自然，200多种素描简笔画，融合绘本、百科、艺术、童话的殿堂级作品。

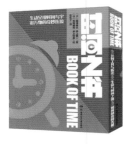

《时间之书》（全3册）

140亿年时间简史、200个趣味横生的谜题，让孩子秒懂爱因斯坦、霍金的时间旅行理论，大开脑洞。

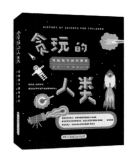

《贪玩的人类》

会玩的孩子才会学！国家图书馆文津奖、科普作协优秀作品奖作品，看爱因斯坦、霍金……这些TOP"玩家"的故事，教孩子怎样玩出成就。

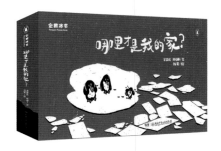

《企鹅冰书：哪里才是我的家？》

《快乐大本营》推荐，前所未见的感温变色图书！冷冻之后，才能阅读！让孩子触摸冰川的融化—关注环保，爱护地球。